U0345003

听身体的话

重视身体发出的信号,
才能找到祛病的良方。

佟彤 著

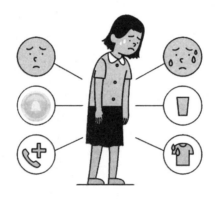

GIS 湖南科学技术出版社 博集天卷 CS-BOOKY

© 中南博集天卷文化传媒有限公司。本书版权受法律保护。未经权利人许可，任何人不得以任何方式使用本书包括正文、插图、封面、版式等任何部分内容，违者将受到法律制裁。

图书在版编目（CIP）数据

听身体的话 / 佟彤著. -- 长沙：湖南科学技术出版社，2022.1

ISBN 978-7-5710-1364-6

Ⅰ. ①听… Ⅱ. ①佟… Ⅲ. ①养生（中医）—普及读物 Ⅳ. ①R212-49

中国版本图书馆 CIP 数据核字（2021）第 255730 号

上架建议：畅销·健康生活

TING SHENTI DE HUA
听身体的话

作　　者：佟　彤
出 版 人：潘晓山
责任编辑：刘　竞
监　　制：邢越超
策划编辑：李彩萍
特约编辑：王　屿
营销编辑：文刀刀
封面设计：刘红刚
版式设计：李　洁
出　　版：湖南科学技术出版社
　　　　　（湖南省长沙市湘雅路 276 号　邮编：410008）
网　　址：www.hnstp.com
印　　刷：三河市中晟雅豪印务有限公司
经　　销：新华书店
开　　本：875mm×1270mm　1/16
字　　数：140 千字
印　　张：13.5
版　　次：2022 年 1 月第 1 版
印　　次：2022 年 1 月第 1 次印刷
书　　号：ISBN 978-7-5710-1364-6
定　　价：58.00 元

若有质量问题，请致电质量监督电话：010-59096394
团购电话：010-59320018

你的聪明不及你身体的智慧

现在生活好了，人们开始注重健康，讲究养生，按说是件好事情。但我越来越感觉到：在追求健康、学习养生的过程中，大家经常是怀抱良好的初衷去养生、健身，最后却收到了相反的结果。为什么？因为人们太容易自以为是、自作聪明了，而你的聪明，远不及你身体的智慧。

就此讲两件事情。

几年前我就听说一些美容院专门开设了"卵巢保养"的项目，因为要办卡，价格不菲，时常有人咨询我值不值得去做。姑且不说价格，我很好奇美容院具体是怎么"保养"卵巢的。她们告诉我，就是用一种高级的精油去按摩腹部，号称可以"防止卵巢早衰"。

必须承认,这个设计正中女人下怀!因为再没有什么比"卵巢早衰"更让女人担心的了!但其可笑之处也恰恰在这里:如果通过按摩就能让卵巢豪横地分泌雌激素,我们的身体不就成了牙膏,挤一次地铁下来就能焕发青春?

所幸,你的身体比你更聪明!

身体知道卵巢事关女人的内分泌,所以把它藏在了肠道后面,再加上厚厚的腹壁保护,就算用 B 超检查,医生也未必能发现卵巢病变,这也是卵巢癌一旦被发现就是中晚期的原因之一。更重要的是,卵巢忠于身体,只听从大脑的指挥,你怎么能指望那些只能在脸上做"表面文章"的美容院,随随便便就可以染指你的妇科内分泌呢?

孔子有言:"君子不器。"我一直觉得这是提点我理解中医最关键的一句话,这话放在医学上、放在健康上的含义就是:人体不是机器,也不是容器,不会刻板地运行,也不会被刻板地干扰。人体是一个有自稳能力的有机体,它只会按照利于自身生存的规律去运行,任何人为的干涉,除非符合身体的规律,否则要么无济于事,要么适得其反。因为身体的规律是"天道",想左右身体、助力健康,只能"道法自然",就是要尊重和顺应身体的规律。而听身体的话,就是"道法自然"的第一步。

我有个亲戚,她70多岁时,经常鼻子出血,但始终没查出原因,因为担心总出血会贫血，孩子就带老人去了五官科，将出血的鼻黏膜封住了，从那时开始，老人确实再也不流鼻血了，但问题接踵而来，一直平稳的血压突然开始高起来，头晕脑胀得厉害，只能再去医院看急诊。

好端端的何以至此？我一下想到，她应该感谢鼻子的出血之恩，它看似是病状，其实是身体在自救，身体通过出血，给血液循环减压，用鼻子出血这个小毛病，置换了血压高的大问题。就是因为鼻子时不时地出血，她才过上了血压平稳的日子。鼻子出血的毛病治好了，身体减压的途径却被堵住了，接下来，她只能和所有高血压病人一样，每天靠药物降压了。

这一点早被中医意识到了，中医经典《伤寒论》中有一条："太阳病，脉浮紧，发热，身无汗，自衄者愈。"意思是，感染风寒后发烧，如果流鼻血了，不用吃药也能痊愈。因为流鼻血就是身体在泻火清热，在自我调整，通过自我调整，可以减免药物调整的必要。

其实，不独中医，西医鼻祖希波克拉底在西医学奠基之时就说过："身体的潜能是最好的药物。"只可惜，现在的西医学在治疗过程中，常有干涉规律、替代潜能之时。

我们说回高血压的问题。血压是心脏给器官供血的保证，有压力，血才能流动。当某个器官缺血时，身体会快速分泌激素来提高血压，所以，血压升高是身体为维持供血的自救办法。但因为高血压严重时会危及生命，医学研究出了降压药，人吃了降压药后血压降低了，危险就躲过去了，但病人依旧经常会觉得难受，原因很简单——器官供血不足的问题没解决。降压药帮身体避险的同时，也压制了身体供血的能力，后者是违背身体规律的，不舒服就是"违规"的后果。

但这个错不能全部算在医学头上。之所以至此，是因为人们多吃少动在先，血管硬化在先，器官缺血在先。高血压导致的中风和低血压导致的供血不足，只能"两害相权取其轻"，出此降压下策。从这个角度来说，想要医学遵从身体规律，我们的生活先要遵从身体规律，听身体的话。

相比之下，中医做得更好，因为它以"道法自然"的中国哲学为基础，但也正因此，中医的疗效不及西医，现在中医的疗效也不及过去中医的疗效。这不全是中药质量的问题，也不全是医生水平的问题，而是我们比我们的先人有更多、更严重的"犯规"的机会，"犯规"使现在的疾病变得复杂、普遍，而且多是内生的"生活方式病"，是我们一口一口吃出来、一天一天熬出来的。

"病去如抽丝"，对此，最顺应规律的治疗应该是一口一口、一天一天地吃回去、还回去。不过，我们太过功利，急于出结果，所以才有了越来越多的降压药这种"恶治"方式。其实，即便是西医，在开降压药之前，也会劝你多动少吃，只不过很少有人真正能做到，这才逼医生做出开降压药这种无奈之举。

所以，无论是治病还是养生，顺应身体的规律都是最高境界。为此，必须了解身体，先听懂身体的话，再按照身体的话去做。如果能做到这些：往小了说，可以减轻对病状的恐惧，避免过度治疗；往大了说，可以减少"医源性""药源性"疾病的发生。"医源性""药源性"疾病是身体的新麻烦，也是人类在身体智慧前自作聪明的又一大证据，而规避这些麻烦，就是我写作此书的初衷。

佟　彤

目录

第一章 你的身体会说话

第二章 听懂身体的话

第一种
感受类

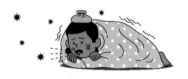

第二种
病状类

第三种
身体
形态类

第一章 你的身体会说话

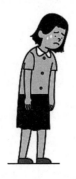

一、身体有了"存在感"，就要生病了

⚫ "出众"可能就是一种病态的存在方式

最初想到写这本书，想到《听身体的话》这个书名，不是因为又见到了什么罕见的病例，听到了什么新奇的理论，而是因为一件与身体健康无关的事——那是多年前，姜文的一次电影发布会。

在那次会上，姜文又怼记者了，这是姜文的常态，他一直很难好好和记者对话，好像不这样就不能突出他的与众不同。不能否认，姜文的确很有才气，但有才气又很和气如李安者，就比姜文更让人觉得舒服。

当年，电影《色·戒》上映后，李安被记者围着采访，每个记

者采访后都要与他合影，李安满面谦和地一一应允。等大家都照完
了要走，李安指着一直扛着机器的摄像师说："他还没有拍……"
在场的记者后来说，那摄像师没看过电影，也不太理解人们对李安
的敬重，原本没想合影，而厚道的李安实心眼地替人家安排了。

娱乐记者们有个共识，采访李安是种享受，不累，但采访姜文
就是个难题，甚至是个负担。

每次看到姜文锋芒毕露地撺人，我都会想起"木秀于林，风必
摧之""出头的椽子先烂"这些句子。不能全怪环境，这些树或者
椽子本身确实有薄弱的环节，它们的"出众"可能就是一种病态的
存在方式，至少打破了生态的和谐。

● 身体在说话，是功能受阻时的报警

任何事物在平衡和谐时往往是没有什么感觉的，失衡时才会有
感觉，特别是身体。身体有了"存在感"，往往就是出问题、生病
的表现。它们会以异于其他部位的感觉，比如疼痛、酸胀等来表达
自己，由此告知大脑："这里有病！"

比如，我们觉察到胃长在哪儿时，一般是因为胃不太舒服了；
感觉到腿的存在时，多是因为走路不给力……身体最能显示其存在
的方式，就是给出异样感觉，这就是"身体在说话"。

心绞痛发作时有一种特殊的疼痛感，医学上对其有个专门的称呼叫"濒死感"，意思是这种疼痛发作时，病人会有严重的恐惧感，似乎知道自己大限将至。而在所有疼痛中，只有心绞痛、心梗的疼痛，才会伴随这种"濒死感"。因为心脏是身体的"发动机"，这里一旦生病绝对攸关性命，所以必须以最厉害的疼痛向大脑"喊话"，不仅是告知自己的存在，而且是发出危难预警！相比来说，那种隐隐的，用手按着、温熨着就可以缓解的疼痛，在中医里被认为是虚性的，在西医学中多被认为是慢性的，这类疼痛并不会马上"要命"，身体才会以能忍受的程度来"说话"。

所以，身体在说话，是功能受阻时身体的报警。为此，医学要做的不是让身体"禁言"，而是要鼓励身体说话，让身体在充分倾诉后自然"收声"，这才是治本之法。身体说话是身体功能的体现，医学的目的是顺应功能，最多在功能失衡时帮扶一下，功能不足时鼓动一下，让它自然地重回平衡。只要平衡了，身体自然就安静了，不说话了。

这就和人与社会的关系一样——每个人都是社会的一分子，每个器官、组织都是身体的一部分。所有器官、组织和平相处、默契配合时，它们就是没毛病的，身体就"无病一身轻"了。这个"轻"是轻松、无声、没有异常感觉的意思。一个舒服的、各种需求都得到满足的、各种机能都被成全了的身体，确实没必要"絮絮叨叨"。

二、有些病状不用治，那是身体在自救

大家都害怕生病，怕疾病危及健康、危及生命。事实上，很多疾病或者病状是对生命的保护，我们是因为有了这个病，才不得那个病，而那个病可能比这个病要严重得多。

● 为了避免更致命的恶性疾病，身体被迫选择了"蚕豆病"

每年蚕豆上市的季节，总有些人因吃了新鲜蚕豆发生严重的贫血，这种病最初是20世纪在意大利发现的，被称为"蚕豆病"。医学发现，"蚕豆病"患者的身体里缺乏一种酶，导致进食蚕豆后贫血的发生，世界上大约有4亿人患这种病。

有意思的是，"蚕豆病"发病最多的地区，恰恰是种植蚕豆最

普遍的地区。这在进化学上似乎不合规律，因为在进化的过程中，身体会本能地淘汰使我们生病的基因，人类就是这样繁衍至今的。但"蚕豆病"的基因留存了下来，而且在盛产蚕豆的地区多发，这又是为什么呢？因为这种病，可以减少或者取代更大的伤害。

研究发现，"蚕豆病"高发的地区，也是疟疾高发的地区，而"蚕豆病"基因的儿童对恶性疟疾的抵抗力，是没有"蚕豆病"基因的儿童的2倍！"蚕豆病"患者的红细胞非常不利于疟原虫的生长繁殖，并且可以更快地把疟原虫清除出去。所以，在进化的过程中，按照"两害相权取其轻"的原则，为了避免患上更致命的恶性疟疾，身体被迫选择了"蚕豆病"。

● 其实，足够的胆固醇是我们不缺钙的前提

现代人一听胆固醇就觉得是坏东西，会导致血管硬化。其实，如果没有胆固醇，我们的细胞就无法生存，而且还会严重缺钙。因为帮助钙吸收的是维生素 D，维生素 D 就是身体里的胆固醇在日晒下转化而成的，也就是说，足够的胆固醇是我们不缺钙的前提。

只不过胆固醇的境遇在环境变化之后也变化了，这个变化发生在人类从非洲起源后，开始走出非洲，迁徙到日晒远不及非洲的地方。在非洲的日晒之下，身体为了避免被太阳晒伤，进化出了黑皮肤，

但黑皮肤会影响胆固醇向维生素 D 的转化，人体为此又进化出了一种能快速产生胆固醇的本事。可惜的是，这种本事在人类走出非洲、没有充足日光照射的条件下，依旧保留着，因而也就成了缺陷。不能及时转化为维生素 D 的胆固醇多余了，高胆固醇就成了慢性病发生的诱因，就是因为这个，非洲裔美国人的心脏病死亡率是欧洲人的 2 倍。

其实，胆固醇没有错，至今仍旧是我们身体不可缺少的物质，只不过我们改变了生活方式，让过去的"长项"变成了现在的"短板"。所以，没必要视胆固醇为毒素，只要想办法让胆固醇在身体中的存在利大于弊就可以了，具体的办法也非常简单：多晒太阳、多运动。

高血糖曾经帮助人类度过了寒冷的冰河时期

除了胆固醇，血糖也是现代人发愁的事。糖尿病是中国人的高发病，而且是"万病之源"，心脑血管病乃至癌症，都与糖尿病脱不开干系。但是，高血糖不一定是坏事情，它曾经帮助人类度过了寒冷的冰河时期。

人在寒冷的时候排尿会增多，研究者认为，这是身体要通过排尿来浓缩血糖，靠高浓度的血糖来御寒。而地球的环境变暖只有几百年的时间，在这之前很长的一段时间里，人类的生存环境一直是寒冷的，血糖升高的能力保证了那时人类在极寒条件下的供能。只不过这种生存本能，在气候突然变暖之后失去了用武之地。没有足够的寒冷来消耗血糖，人们在温暖的居室中不运动，吃得又好又多，糖尿病就高发了。所以，能坚持冬泳的人，几乎没有一个有糖尿病，因为他们沿袭了基因形成之初的生活状态。

　　无论是胆固醇还是血糖的升高，其实都是身体的自救方式，只不过在现在，高血糖、高胆固醇成了身体向你"报警"时说的话，如果你能理解，就不会一味地把它们当病治，反而可以利用这种自救本能继续造福身体。不能过度地安逸舒适，不能毫无节制地大快朵颐，而是要适度地寒冷、劳累甚至饥饿，这些是在新的环境中获得健康的保证。

三、治病吃药，不是让身体不能说话，而是让身体
不想说话

● 所谓"看病去根"，是让身体"畅所欲言"

　　生病了就会看病、吃药，但看病、吃药的目的不仅仅是缓解或消除症状，还要去除症状的病因，这也是人们看病时最看重的"去根"。

　　所谓"去根"，就是让身体"畅所欲言"，不用掖着藏着。对心理来说，话说痛快了，心结就解了；对身体来说，让身体说的话充分体现"警报"价值，并且帮助医生准确"出警"，将"警报"及时根除，病就好了，身体也就重回安宁，不再絮絮叨叨了。

中医治病养生，强调的就是最大限度地听身体的话

　　一说到"去根"，很多人就会选择中医，之所以有这样的观念，是因为中医是治人的。中医诊疗的最高境界，不是杀死病毒、细菌，而是在与之和平共处中，寻求人体的阴阳平衡。

　　中药分上、中、下三品，最好的中药是"上品"，中医对"上品"的定义是："上品养命。"由此可见，最好的药物一定是对身体起呵护作用的，针对的是生病的人，而不是人生的病。在这个基调之下，中医治病养生，强调的就是最大限度地听身体的话，甚至在身体无力言说的时候，助力身体，让它一次说个够。

　　中医有各家学说，大家更熟悉的是主张温补的，比如善用熟地的张景岳，以及"补中益气丸"的创制人李东垣。其实，中医还有个"攻邪派"，比如金元时期的名医张子和，他别出心裁地创制了汗、吐、下三法，就是通过发汗、引吐、泻下的办法治病。

　　他认为，很多疾病的病因都不是身体内部的，应对它们导致的疾病，就应当及时将其发到体外。根据邪气所在的位置不同，张子和通过因势利导的办法，借助身体自己的规律祛邪外出：病在体表的，用发汗的办法；风痰宿食所致，病位在上的，用吐法；疾病在下的，用下法。

　　出汗、呕吐、腹泻这三个看似是病状，其实是身体发挥功能的

表现，也是身体在说话。话说透了，邪气祛除了，身体就会满血复活。虽然用的是攻邪的药而不是补药，但效果与吃补药的效果一样，这就是中医说的"不补之中有真补存焉"，这个"真补"其实就是通过药物的助力，让身体自我调节平衡。

● 中医还会通过给身体撑腰，让身体"畅所欲言"

除了这样让身体畅所欲言，中医还会通过给无力言说的身体撑腰的办法，激化矛盾来治疗疾病。比如皮肤上的疮疡，类似西医说的"毛囊炎"，轻的"毛囊炎"就是红肿热痛，严重的会并发"蜂窝组织炎"，累及周围的一大片组织，甚至可以引起败血症而致命。

但有的人长了疮后始终不红也不肿，拖延很久也不好，中医辨证这种情况，一般都是正气不足以托毒外出，通俗地讲就是身体连"说话"报警的气力都没有了，更无力和细菌、病毒作战——双方实力悬殊，不能交战，所以没有红肿热痛这些炎症表现。

不能交战，战争也就无法结束，这种疮疡会长期存在，甚至不断加重。这时候怎么办？中医有个专方叫"透脓散"，顾名思义，可以把内陷的脓毒透出来，先激化矛盾，再解决矛盾。

"透脓散"的主药不是清热解毒的消炎药，而是扶助正气、养血的黄芪、当归，在此基础上，配上了山甲、川芎、皂角刺等活血化瘀药，给身体撑腰，让身体"畅所欲言"，借助自身的正气，把脓透出来。

在实际操作中，中医甚至会用药物帮助发汗、呕吐和泻下，这看似是在将病状扩大，其实是让身体说话，因势利导地顺应身体的功能，疗效的显现其实是身体功能被成全和顺应的表现。从这个角度看，中医更趋向于"自然疗法"，这个"自然"不仅仅指中药是纯天然的，更指中医治病养生就是要顺应身体的自然规律。

四、中医是怎么帮身体说话的

中医治病讲究因势利导，"帮身体说话"

中医治病的方法分为八种：汗法、吐法、下法、和法、温法、清法、补法和消法。这八种治法依病症不同性质而定，比如，清法用来清热去火，温法用来散寒暖中，补法用来补益亏虚……除此之外，还要依病患的不同部位来施治，这些治法更显示了中医治病是为了"帮身体说话"。比如，汗法、吐法、下法、和法、消法，通过顺应身体的规律，借力病邪的特性，不仅听身体的话，而且帮助身体说话。

温、清、补法在此不赘述，下面着重讲讲汗、吐、下、和、消法。

① 汗法

通过促进出汗的办法驱邪外出，《黄帝内经》对它的叙述是"其在皮者，汗而发之"。汗法针对的是在皮毛、体表的邪气和病患，比如风疹、湿疹、癣类等皮肤疾患，以及风湿在表和水肿实证兼有表证者。汗法最常被用于治疗感冒，因为感冒有寒热之分，汗法也就有"辛温发汗""辛凉发汗"两种方法。

"辛温发汗"针对的是寒性感冒，恶寒重、发热轻、头痛身疼、口不渴、舌苔白薄等。用药有名方"麻黄汤"，以及中成药"感冒清热颗粒""通宣理肺丸"。

"辛凉发汗"针对的是热性感冒，恶寒轻、发热重、头痛、口渴、舌苔黄薄等。用药有名方"桑菊饮""银翘散"，以及中成药"银黄口服液"，它们都是通过透散的方式，使邪气就近从体表而出。

还有一点值得一提，就是"助阳发汗"，这更是典型的"帮身体说话"。这类病人本身阳虚，又感受外邪，按邪气性质是需要发汗的，但阳虚之人多经不起大汗，甚至根本发不出汗，这就要在发汗的同时，用补药助力病人的阳气，让病人具有祛邪外出的正气，比如名方"人参败毒散"，是阳虚之人感冒的专用药。

② 吐法

通过引吐、催吐的办法治疗咽喉、胸膈、胃肠等部位的痰涎、中毒、宿食，对病势急剧且体质壮实的病人更适合用此法。比如，吃了不干净的食物，饮食失调了，胃不舒服的同时马上要发烧，这个时候，如果能通过服用药物或者刺激咽喉等物理引吐的办法，把停留在胃里的东西呕吐出来呕吐一般会引发出汗的症状，无论是胃部的不适还是发烧的症状，就都会随之缓解，这也是典型的"因势利导式治疗"。

吐法是金元时期的名医张子和首创的，现在已经少有用到，因为呕吐毕竟有些痛苦，但这至少提示我们：呕吐不全是坏事，它是身体排毒的本能。所以，不要为了止吐而止吐，不刻意止吐就是对身体功能的成全。

③ 下法

通过泻肚、通便，使宿食、燥屎、冷积、瘀血、水饮等有形实邪排出体外。因为病邪性质不同、病人体质不同，中医又分寒下、温下、润下、逐痰、逐水、逐瘀，以及攻补兼施等方法，最大可能"就近解决"，又不至于伤正气。

中医有一句话叫"实证易泻"，就是说实证用下法效果明显，上火导致的大便不通，用泻药马上就能见效。可见，当药物顺应了身体机能，就是在与身体合力抗敌，见效自然更快。

④ 和法

有一种治法特别值得单独说，就是和法，这是最能体现中医哲学观的治法。

这个"和"，有"讲和"的意思，就是通过寻找身体与病邪之间的平衡点，使身体在新的条件下与外邪达成新的平衡，制约邪气的进一步发展。最具代表性的中药就是"小柴胡汤"，它针对的病邪既不在表，又不在里，而是在半表半里之间，既无法用汗法，也不能用下法，但又必须因势利导，听身体的话。

人体不是机器也不是容器，而是一个复杂的有机体，现在的疾病也很少是单因导致的，很多都是生活方式等复杂因素造成的，比如心脑血管病、癌症等。对这些疾病的治疗和调理，很难有手起刀落、药到病除的痛快和利落，而要通过互相牵制、敌进我退的方式，最终达到平衡。

⑤ 消法

痞块积聚一类的顽固性病症，或食积、痰饮、水湿壅滞一类的慢性疾病，以渐消缓散的方法，可以达到治病的目的。比如针对脾胃不运、消化机能呆滞等所导致的嗳腐吞酸、脘腹胀满，可以用中成药中的"消法的代表药加味保和丸""香砂枳术丸"。

● 很多病人不是治好的，而是将就好的

上海中医药大学的何裕民教授，是中医里著名的肿瘤学家，他对癌症治疗有个体会："很多病人不是治好的，而是将就好的。"这个"将就"就是既要遏制癌症的发展，又要最大限度地让身体畅所欲言，顺应身体的机能。为此，不能与外邪硬拼，而是要通过适度的放弃，"不战而屈人之兵"。这种治病哲学，在"小柴胡汤"上体现得尤其明显。

"小柴胡汤"首见于张仲景的《伤寒论》，由柴胡、黄芩、半夏、生姜、人参、大枣、炙甘草七味药组成。其中，柴胡可使内部邪气外出而解，生姜则是助力柴胡使邪从表出，黄芩清中、上焦表里之湿热，半夏降泻中、下焦痰邪滞气。邪在半表半里，是因为病人正气已虚，邪才能从表而入，所以要用人参、大枣、炙甘草三味药补气养血，给自身的正气撑腰。这种力度的补益能使正气足以抗邪。

后代医家对这个方子的评价是："寒热并用之谓和，补泻合剂之谓和，表里双解之谓和，平其亢厉之谓和。"可见，"小柴胡汤"

是均衡了正与邪、表与里、寒与热各方的力量，最终通过"将就"达成和解的。

　　这个方子在初学中医者看来有点让人摸不着头绪，因为它的寒、热、虚、实之性，不像"麻黄汤""大承气汤"或者"十全大补汤"那么"立场鲜明"。但恰恰是这种中庸的立场，使身体得以应对复杂多变的疾病，帮助身体把话说痛快，成全身体的各项机能，不违逆身体的任何生机，"不战而屈人之兵"。

第二章 听懂身体的话

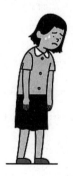

很多人一旦感觉不舒服，第一反应就是去找药吃，甚至找偏方，这是绝对错误的！

不管是哪种医学，都要先诊断，后治疗。如果诊断不明确，用再好的药物也可能是南辕北辙、缘木求鱼，甚至药物越好，效果越差，因为错误的诊断在前面误导。

而诊断，其实就是要"听懂身体的话"。

身体想说的话一般有三种：第一种是感受类，比如吃完饭后特别困的感觉；第二种是病状类，比如咳嗽、高血压，已经成为单一的疾病病状了；第三种是身体形态类，比如习惯含胸驼背，只要抬头挺胸就觉得累……身体说话是有其内在原因的，想"听懂身体的话"，了解内在原因，先要了解身体的各项机能，这样才能准确判断身体发出的"逆耳忠言"，而不是只要身体哪个部位有了"谏议"，马上就通过止痛、止咳、止泻的办法"禁言"。

不加辨别地"禁言"，往小了说，是治标不治本；往大了说，就是违逆生理机能。现在有些疾病是"医源性疾病"，也就是医学治出来的病，其中就包括这种屏蔽"忠言"的错误治疗方式导致的疾病。

但也并不是只要身体说话就一律顺从甚至纵容，因为有时候，身体可能是在说"谎话"，在"谎报军情"。比如心慌、心率过快，并非都是因为心肌力量不足，而可能是因为甲状腺激素分泌过多，心脏被兴奋性激素刺激得不得不加快跳动，这就更需要在诊断时有一双慧眼。所谓慧眼，就是要熟知身体的规律，一定程度上了解中、西医。

第一种　感受类

① 吃饱了就困

身体说：脾气虚了

❸ 饭后的困，不只是因为大脑缺氧，还和"食欲素"有关

　　吃饱饭了就犯困，这种感觉很多人都有，一般稍微运动下，随着精神被振奋，也就不用睡觉了。

　　但有的人这种状况特别严重，放下饭碗就能睡着，而且根本没精神运动。我见过最严重的是一个80多岁的老人，他每次吃饭吃到一半就会睡过去，而且睡得很沉，几乎是昏睡的状态，家人必须用

手掐他的人中，他才能醒过来，继续把下半顿饭吃完，几乎天天如此。

吃饱了就困，甚至还没吃饱就困得要睡觉，这种情况在医学上有个名字，叫"醉饭"，形容的是吃饭像喝酒喝醉了一样的状态，这其实是大脑在说："缺氧了。"

很多人觉得吃了东西之后，血液从大脑跑到胃里去消化食物了，大脑因为缺血、缺氧而犯困。事实上，这只是一部分原因。现在有人认为，饭后的困和下丘脑分泌的"食欲素"有关。

"食欲素"是下丘脑分泌的一种激素，"食欲素"水平的高低，与人的饥饿感及睡眠有着直接的关系。"食欲素"水平低时，人就会昏昏欲睡，不想运动；"食欲素"水平高时，人就会变得清醒且活跃。

◎ 饭后困得厉害，并伴有肥胖，一定要重视

血糖升高的时候，就会抑制"食欲素"的分泌，特别是吃升糖速度很快的食物，比如含碳水化合物多的、甜的、容易消化的食物，吃完之后，人就更容易犯困了。研究发现，糖尿病患者白天出现嗜睡的可能性，是其他人的近 2 倍，而饭后是犯困最高发的时段。

糖尿病患者的糖代谢紊乱，血糖更容易升高，一来抑制了"食欲素"的分泌，二来血糖是大脑唯一的能量来源，血糖之所以高，

是因为身体没能把能量运到需要的地方，糖没有充分被身体利用，剩在了血液里。所以，血糖高一般与身体器官组织缺少能量是同时发生的，这时候大脑能量供给更加不足，加上"食欲素"分泌少，双重因素导致了困倦难忍。

目前还没有糖尿病，但饭后困得厉害，同时还有点肥胖，特别是腰腹部赘肉很多，但四肢细，而且父母一方或者双方已经患上糖尿病了，你就尤其需要重视。

◎ 脾虚的人更容易罹患糖尿病

你可能会说自己体检时血糖是正常的呀！但要注意，我们都是空腹去体检的，查的是"空腹血糖"，而中国的糖尿病患者更容易出现的问题是"餐后血糖"升高，很多人在"空腹血糖"正常时，其实已经患糖尿病很久了。之所以会如此，与中国人的体质类型有关，患者多是脾气虚了。

在中国人的体质中，脾虚占了绝大多数。之前，我写过一本书叫《脾虚的女人老得快》，这本书出版十多年了，至今仍旧是畅销书，因为几乎一半看过中医的人，都曾被诊断为脾虚，或者是脾虚体质，饭后困是他们的一大病状。

中医里说脾是主肌肉的，脾虚的人多是肌肉无力的，这正是中国人的体质特点。而在血糖问题上，肌肉的多少、肌肉的力量大小，起了举足轻重的作用，因为肌肉中的线粒体可以有效地消耗、分流血糖。糖尿病初期，医生可能不给你开药，而是让你运动，因为肌肉运动本身就可以降糖。而脾虚的人，肌肉体量小，这种人首先不喜欢运动，因为肌肉无力，一运动就累；即便运动，有限的肌肉分流走的血糖也有限。所以，脾虚的人更容易罹患糖尿病，中国人糖尿病的高发，肌肉问题是重要因素。

◎ 黄芪是中医治疗糖尿病的第一味药

中医所说的脾，不是我们腹腔中的脾脏，而是身体的"物流"系统。中医对脾的功能的描述是：主运化，升清降浊。

这个"清"指的是身体功能需要的清气，包括大脑的供血、供氧。脾虚时，清气不升，大脑就会缺血、缺氧，人就会犯困。中医通过补脾气让人变得精神起来，最常用的药物就是黄芪，有意思的是，黄芪也是中医治疗糖尿病的第一味药。

胡适先生曾经罹患糖尿病，西医无策后，被当时的名中医陆仲安治愈。陆给胡适用了大剂量的黄芪，陆因为善用黄芪一直被人称为"陆黄芪"。1921年，胡适为一幅描绘陆仲安研读医书的画像题跋时写道：

　　我自去年秋间得病，我的朋友学西医的，或说是心脏病，或说是肾脏炎，他们用的药，虽也有点功效，总不能完全治好。后来幸得马幼渔先生介绍我给陆仲安先生诊看。陆先生有时也曾用过黄芪十两，党参六两，许多人看了，摇头吐舌，但我的病现在竟好了。去年幼渔的令弟隅卿患水鼓，肿至肚腹以上，西医已束手无法，后来头面都肿，两眼几不能睁开，他家里才去请陆先生去看。陆先生用参芪为主，逐渐增到参芪各十两，别的各味分量也不轻，不多日，肿渐消灭，便溺里的蛋白质也没有了。不上百天，隅卿的病也好了，人也胖了。

为什么中国的糖尿病患者增长得这么快？

　　为什么中国的糖尿病患者增长得这么快？为什么中国人更容易脾虚？这与中国人太聪明有关，在某种程度上，这是智慧民族必须付出的代价。

　　30多年前，美国科学家进行了一场全球最大规模的针对脑部容量的研究，通过对全球2万个现代人头骨展开调查，科学家们发现，东亚人的颅腔容积平均为1415立方厘米，而欧洲人为1362立方厘米，非洲人为1268立方厘米。随后的一系列研究也证实了这一结果。在去年的一个核磁共振成像研究中，科学家们发现东亚人的颅顶更高，这让其头部能够容纳体积更大的大脑。

中国人就是东亚人，中国人有四大发明，与智慧和脑容量大有极大关系。但身体的能量是守恒的，是个定数，脑容量大，从全身其他部位分流的能量就多，留给躯体特别是四肢的能量就少，所以，中国传统文人是"手无缚鸡之力"的。虽然现在的人不都是文人，但过度用脑加上缺乏运动，肌肉能量供应受限，仍旧是中国人的体质特点。在饮食日趋丰富、食物热量不断增加的现在，糖尿病便是这种体质之人躲不过去的结局。尤其是年纪轻轻就开始饭后困的人，要提前注意控制饮食，特别是碳水化合物含量高的食物；而且要保证每天的运动量，以此增肌；同时用黄芪补补气，每天用生黄芪10克代茶饮，疲劳状况和饭后的困倦会明显改善，对糖尿病的发生也有一定防范作用。

2 懒得动脑

身体说：肾虚了

懒得动脑，是大脑为了节能

不愿意动脑，拒绝接受新事物，不想创新……这些问题一出现，人们就会说这个人懒得动脑，太保守了，如果是领导，那肯定是故步自封了。

的确，不是所有的领导者都愿意创新的，也不是所有人都愿意动脑子的，而其中可能就有身体的原因。很多人懒得动脑的根源是身体虚，没有足够的能量供给大脑。大脑为了节能只能变懒，这是身体的本能，在某种程度上，真怪不得这些人。

大脑是负责思考的，而思考是需要能量的，能量的需求还很高。别看大脑的重量只有全身体重的 2%，但大脑的日常运行需要消耗全身 25% 的能量，如果是绞尽脑汁，能量消耗还要更高。

但是，任何生命都有一种智慧，那就是在维持日常运行的时候，要最大可能地节约能量。一个器官、组织一旦完成了生理功能，失去了存在价值，身体马上会断掉对它的供能，让它尽快萎缩，好把省下来的能量挪作他用。

比如咽喉部的腺样体，一般在一两岁时就开始萎缩了；比如我们的阑尾，生来就没有功能，所以早早就萎缩了；比如女性在更年期后，完成生殖天职的子宫与卵巢都要萎缩。

大脑也是如此。思考熟悉的问题时，脑细胞之间的信息传导走的是熟悉的老路，这条路越熟悉，消耗的能量越少；而所有开拓性的创新，都是脑细胞在走一条新的路，所需的能量就要升高。所以，一旦大脑的供能不足，身体出于节能的本能就要选择走老路，也就是说，任何创新性的思维，都是要有足够的能量保证的。

有关这一点，你可以去看看那些改变了世界的名人，你会发现一个共性：他们大多是智力过人的，在智力过人的同时，他们一定是精力过人的。他们中的很多人每天只睡四五个小时，这样短的睡眠时间能坚持一生，绝对不是靠毅力就能实现的，一定是精力充沛才能做到的。如拥入料拥有别人无法企及的大脑供能，创新也就不在话下了。

随着年龄的增长，人们普遍会有一个变化：年轻时喜欢热闹，好张罗事；上了年纪之后变得喜欢清净，甚至会觉得"多一事不如少一事"。热闹意味着信息量大，大脑处理繁杂的信息需要高耗能，而"多一事"就意味着大脑要多思考一次。随着身体衰老、能量产出不足，想清净、图少事省事就是身体自然选择的节能方式。

◎ 中医所说的"肾"决定了脑子懒不懒

那么到底什么决定了脑子懒不懒呢？那就是中医说的"肾"。中医讲肾生髓，脑为髓之海。肾虚才是懒得动脑、拒绝创新的内在生理原因。

中医所说的肾，不是西医说的负责泌尿的肾脏，也不等于性功能。如果把身体比作一棵大树的话，中医所说的肾就是大树的树根，是身体功能和能量的根源和库存。肾虚时，就是树根不稳、库存不足时，而能伤及树根、耗竭库存的，一定是能量和功能的巨大消耗，否则伤不到那么深。

既然大脑的能耗占全身能耗的比例最大，那么用脑过度就是最容易伤肾的行为。反过来，肾虚时，首先受影响的就是大脑的功能。随着年龄的增长，身体就像大树一样，树根会逐渐变得不稳，这时候就是肾虚了。在某种意义上，肾虚就是衰老，而我们思考问题的能力，以及创新能力，会随着肾虚导致的能量不足而逐渐下降。从这个意义上说，年轻人更容易创新其实也是一种本能，因为他们年轻，用脑的时间还短，库存尚丰，还没到被消耗到肾虚的程度。

中医补肾的良方

之前我有个咨询者要考研究生，他的主诉就是思考的时候注意力难以集中，不能长时间想问题。究其原因，他之前有过很长的手淫史，手淫过度导致了肾虚，耗空了髓海，影响了他用脑的效率。我给他的建议是服用"左归丸"，同时多吃核桃这类的坚果。他按我的建议吃了两周之后，微信回复我说："脑子好用多了。"

"左归丸"是一种比"六味地黄丸"更能补充肾精的药物，它比"六味地黄丸"多了鹿角胶这种入肾经的"血肉有情之品"。所谓"血肉有情之品"，指的是可以和人有情感交流的动物，比如驴、鹿之类。它们在物种上比植物更高级，与人离得更近，对人体的补益更容易被人"照单全收"。这类药物是中医对肾这个身体根基补益时的最高境界。

之所以推荐核桃，是因为核桃是植物的种子，种子是植物能量最高级的部位，未来是要长出一株植物的。所以，中医补肾，种子是必选的。比如能治疗肾虚的"五子衍宗丸"，就是五种植物的种子。吃核桃是以食补的方式，用最高的能量对着中医说的肾——身体的根子——"浇水施肥"，目标精准。

3 心慌

身体说：心脏没力气了

我们为什么会心慌，会心跳加快？

稍微一运动就心慌、心跳加快；别人觉得没什么的响动，却能让你吓得心动过速……这些情形一旦出现，就是你的心脏在说话了，它想告诉你："实力不足，只能以勤补拙。"你能感到心慌、心跳，其实是身体在"笨鸟先飞"。要想不心慌，不是单纯地降低心率那么简单，这样做等于让实力不足的"笨鸟""后飞"，拙又不勤，后果自然更严重。

要想搞清这一点，先要知道我们为什么会心慌，会心跳加快。

心慌的发生，一般都是在紧张、受惊吓之后，这是外界刺激产生时，身体为了应对刺激而调节出的应激反应。因为心慌、心跳加速可以迅速提高身体的供血速度，有了充足的血液保证，人才有可能快速逃跑，躲开危险。

人的心率一定要有变化的能力，甚至要有不齐的能力。试想环境变了、危险来了，你的心跳还保持着原样，一点都没提速，血液就会供应不上，身体也就无力逃离，那就只能等死了。我们的先人就是借助心跳加快的本事，才得以逃脱野兽袭击而存活下来的。

很多人在体检时被告知有"窦性心律不齐"，一般都不是大事。所谓"窦性"，就是窦房结发出的冲动，这是必需的。窦房结是心脏里的一个结构，这里是心跳的起搏点，是心律发动的"司令部"，如果不是窦性的，就意味着心脏在"另立中央"，问题可就大了。而"不齐"也在所难免，说明你的心脏有应激和变化的能力，只不过这个能力发挥得不是时候而已。相比之下，不管在什么情况下都心律特齐，这种"处变不惊"对身体来说反倒不是好事。

◎ 心慌、心律不齐就是身体在说它"体力不支"了

同样是运动，同样受到惊吓，为什么别人不心慌而唯独你心慌？或者没什么大事你也心慌？本质是你的心脏太不给力。

身体运动，或者应对外界刺激，都是要有血液做保证的，血液是靠心脏泵出和推动的。事情发生时，身体要马上应对，这时候，心脏肌肉有力的人，心跳一下是一下，每次心跳都能有效泵血；而心脏无力的，心跳三下才相当于人家的一下，这样的心脏就只能多跳、快跳，尽量满足身体的血液需求，非此不能自救。所以，心慌、心律不齐就是身体在说话，告诉你它"体力不支"了。

既然是身体在自救，自然就不能横加干涉，不能不管三七二十一地把心率降下来。其实，降心率一点都不难，吃点"心得安""倍他洛克"就可以。但降了之后呢？心脏连"以勤补拙"的机会都被剥夺了，更无力助推血液了。所以降心率的药物虽然让心不慌了，但是缺血的状况依旧存在，甚至加重了，这些人仍旧是疲劳无力、手脚冰凉的，等于捆住了身体自救的手脚。

◎ 顺应和维护身体本能是降低心率的正确办法

降心率的正确办法是通过对身体本能的顺应和维护，增强心脏

的力量，提高泵血效率，让心率自然回落。这一点，可以看看中医的护心稳心治疗，中医很少单纯地用降心率的药物，就算有，也只是辅助的，最具代表性的就是"生脉饮"。

"生脉饮"顾名思义，是可以使血脉充盛无阻、血液顺利巡行的药物。"生脉饮"中只有三味药：人参、麦冬、五味子。其中，人参是最重要的，因为人参入心经，补心气，能直接给心脏这个"发动机"补充能量，让心脏的跳动变得有力，跳一下是一下，每次搏出的血液变得充足。各个器官、组织不缺血，身体也就没必要以勤补拙地提高心率了。

人参之后的麦冬和五味子，都有降低心率的作用，但它们都是陪衬，是在人参定调了之后"锦上添花"的，即便不用它们，单独用人参提高心肌力量，也能把心率慢慢地降下来。随着心率下降，人的疲劳感会明显改善，甚至能起死回生。比"生脉饮"还要简单的"独参汤"，仅仅靠人参一味药，就可以回阳救逆。如果不用人参，只用麦冬和五味子，虽然也能降低心率，但效果非常有限，因为没有人参"织锦"，麦冬、五味子就无处"添花"。

甲亢导致的心慌，根源不在心脏

是不是能降心率的药物就没有什么大的使用价值呢？不是。患甲亢的时候，麦冬、五味子这类有收敛作用的药物就用得上了。

甲亢的典型病状就是心慌、心动过速，但甲亢时的心慌是身体在说"假话"，是在"谎报军情"，并没有什么事情需要身体去应激，也不是心肌力量不足。甲亢导致的心慌，根源不在心脏，而在于激素调节的失常。所以，治疗甲亢的心慌，除了控制甲亢这个病本身，还需要让说"假话"的身体"闭嘴"。这个时候就要用到麦冬、五味子降低心率，而且一般不能用人参，因为人参会提高代谢率，而甲亢就是代谢率的病态升高，此时用人参会进一步提高心率。

由此可知，很多病状都是身体在"说话"，但这个话是有真假之分的。治疗的过程不仅包括听身体的"真话"，还包括戳穿身体的"谎言"，不信"假话"，制止身体说"假话"。

4 动则出汗

身体说：缺氧了

出汗的求救信号是从心脏发出的

运动、天气热的时候会出汗，这是人体代谢率升高的结果，也是散热的方式。但是，还有些人出汗并不是因为热，他们也没怎么动，就已经大汗淋漓了，这样的出汗就是身体在求救，它想告诉你："缺氧了！"

这个求救的信号是从心脏发出的，这一点，中医早就意识到了，所以中医把汗称为"心之液"。与运动、温度无关的出汗，可能是"亡阳之汗"，只不过阳气消减的程度有轻重之分，最严重的"亡阳之汗"是生命垂危的预警，与心脏这个"发动机"有关。

体内氧气的供应是心和肺合作完成的，其中，心脏非常关键，心脏有问题时，就算肺功能正常，就算能正常呼吸，仍旧会缺氧。最典型的是冠心病、心绞痛甚至心梗时的，胸闷胸痛，就算是在寒冷的户时的人也会满头大汗。这显然不是因为热，而是心脏有问题导致的缺氧。冠心病发作时的缺氧是急性状态，而心脏功能不好的人，就算没有心脏病，心脏这个"发动机"长期功能不足，在运动时身体需氧量增加，缺氧会更严重，自然就会出汗，而且出汗的量明显多于其他人。

如果这个人还是个胖子，他病弱的心脏就更无力带动庞大的身躯，相当于一个 1.4 升排量的发动机，拉着一辆奥迪车的车身，是"小马拉大车"，这样的车开起来肯定磕磕绊绊，甚至随时会抛锚，这个过程中就要出汗。所以，不要认为胖人爱出汗仅仅是因为他们脂肪厚，出汗很可能是心脏功能和身体体重不匹配导致的缺氧表现，减肥对他们非常重要，减肥就是在给心脏减负。

◎ 心脏泵血无力而缺氧会导致出汗多

我有一个朋友，他的身体一直不好，后来开始运动锻炼，喜欢跑马拉松，但每次跑步都出很多汗，衣服脱下来真的能拧出水来，吃止汗药物，比如五味子、浮小麦等，都不管用，后来吃了"玉屏风颗粒"也没能止住。

"玉屏风"是中医治疗自汗的专用药，对于那种特别容易出汗，特别容易感冒，舌头胖淡有齿痕，甚至身体也是白白胖胖的人，效果非常好。这种人出汗是因为肺气不足，卫外不固，"玉屏风"里面的黄芪入肺经，通过补肺气坚固身体的屏风，汗大多就能止住了，但为什么对他不管用？

因为他的问题不在肺，而在心，他的心脏功能不强，泵血无力导致缺氧出汗。虽然他通过运动体质有所增强，但马拉松毕竟是高强度运动，对他相对弱的心脏仍旧是个挑战，他其实是在缺氧的状态下完成一个个赛程的，严重的出汗就是心力不足而缺氧的表现。

◎ 对于心源性的出汗，必须动用人参来调理

还有一个病人，32岁，很胖，为了减肥去运动，但每次出汗都出得吓人，旁边人都躲着她。舌头伸出来是发暗、发紫的，这

是有瘀血的典型表现，详细追问病史，她才想起来自己小时候有心脏病，为此做过手术，后来长大了心脏再没出过问题，就几乎把这事忘掉了。

心脏的旧疾一下子就解释了为什么她会如此严重地出汗，也解释了发暗的舌头：她的心脏做过手术，肯定不会像正常的心脏，心脏仍旧是她的薄弱环节。再加上偏胖的体形，心脏很辛苦，无力供氧，运动时才会汗如雨下，而且舌头发暗。

对这种心源性的出汗，就必须动用人参了，因为黄芪只入肺经、脾经，而人参是同入肺经、心经的。人参始终排在中药补药的第一位，和它最能直达心脏这个"发动机"有直接的关系。这一点，是其他药物不能替代的。

人参有很多种，都能补心气，其中红参是人参通过炮制而得的，性质最热，补气温阳力量也最强；其次是生晒参，没有红参那么热，也是最常用的，前面两个动则出汗的人，用的就是生晒参。

参类里还有党参、太子参，它们不仅价格便宜一些，热性也低一点，不过补心气的力量较弱。心脏功能不好但又很容易上火的人，只能退取其次，用相对平和的太子参。各种参每天的用量一般都在10克左右。

接下来是西洋参，这是人参里唯一的凉性的参，也是唯一的既能补心气，又不至于上火的参，只是相对昂贵。西洋参在夏天也可以服用。对于心脏功能不好的人，夏天是很难熬的，因为夏天代谢率高，心率也会提高，心脏在夏天更累。所以中医才有"春夏养阳"的说法，夏天更需要养心阳和心气。

夏天出汗过多的人，可以用西洋参自制一个不上火的"生脉饮"西洋参10克、麦冬10克、五味子10克。西洋参补心气、清心火，麦冬补心阴，降低心率，就此减轻心脏负担；五味子是收敛的，帮助减少出汗。这三味药合在一起，开源与节流并存，给心脏减负，减轻身体缺氧的状况。

孩子爱出汗，是新陈代谢旺盛的结果

很多学龄前的孩子特别爱出汗，一睡觉就满头大汗，家长觉一定是孩子的体质太虚了，然而事实并非如此！

孩子如果不出汗，反倒可能有问题了，因为出汗是新陈代谢旺盛的结果。孩子长势喜人，他们的代谢率比成年人高，如果孩子代谢率很低，那就没有生机了，这肯定是病态。

人睡眠时，抑制性的神经开始占主导，像产热、出汗这种由兴奋神经决定的生理机能，随着入睡及情绪的逐渐安静会退居其次。但是，孩子的神经系统发育还不成熟，很难娴熟地在抑制性与兴奋性神经之间切换。而且，孩子是可以躺下就睡着的，他们稚嫩的神经无法跟上这种变化，迅速切换，所以往往是一睡下就开始出汗。简单讲，这种出汗，是身体的兴奋度还没降低，代谢率居高不下的特点的显现，也是快速生长的小生命的特点，而不是病，孩子的神经调节越不成熟、身体长得越快、饮食热量越高，出汗的程度可能就越重。

虽然不是病，但出汗过多时确实容易着凉，必要时可以借助药物减少汗出，不过绝对不能像"知柏地黄丸"那样大力度地清虚热，因为孩子不是虚热，过于寒凉的药物会扼杀孩子的生机。孩子适合用既能减少出汗，又不影响生机的药物，在此要说一味大家不太熟悉的止汗药：桑叶。

关于桑叶，大家熟悉的功效是疏散风热、平肝明目，多用于治疗风热感冒、头晕头痛、目赤昏花等病症。事实上，金元四大家之一的朱丹溪在《丹溪心法》中就有描述："经霜桑叶研末，米饮服，止盗汗。"清代本草著作《本草撮要》中也有记载："以之代茶，取经霜者，常服止盗汗。"名医傅青主尤善用桑叶止汗，他拟定的"止汗神丹"等方剂，桑叶都是主药，并把桑叶誉为"收汗之妙品"。

可以用浮小麦 10 ~ 20 克、五味子 5 ~ 10 克桑叶 5 ~ 10 克，再根据孩子的体重和年龄调整药量，把这些药用开水冲泡后代茶饮或者用养生壶煎煮半小时后饮用。它们没有寒热的偏颇，在平和之中，就把代谢旺盛导致的汗出止住了。

⑤ 一休假就生病

身体说：还没适应新平衡

◎ 为什么身体在紧张疲劳时没事，休息了反而会生病呢？

演员张国立是个很敬业的人，他说，只有在拍摄片场，才是他最充实、最幸福的时候，再忙再累也挺得住，但只要拍摄告一段落回家休息，马上生病！夫人邓婕为此抱怨说，他的精神都留在了工作中。像张国立这样工作日生龙活虎，休息日"带薪生病"的人不在少数。

很多人都有过这样的经历——生活里突然出现重大变故，比如家人生病了或者发生意外，每天身心俱疲，却一直坚持住了。可是，当最后问题解决了，熬过了难关，终于可以放松了，反而却生病了。轻的可能是重感冒一场，重的可能诱发更加严重的问题。

为什么身体在紧张疲劳时没事，休息了反而会生病呢？其实就是身体在告诉你，它忙惯了，享不了清福了！

◎ 身体适应不了新平衡，就有可能生病

当人突然面对巨大的外部压力时，身体会做出应激反应，马上调遣能量去应对，这个时候身体是超水平发挥的，是在日常生活中达不到的。

《史记》里记录了一个故事，叫作"李广射虎"，说的是汉朝大将李广深夜走山路，看到了一只老虎，情急之下拉弓射箭，射中了老虎。第二天白天，他回到这里才发现，那哪是什么老虎呀，只是一块形状像老虎的石头，这时候李广再拉弓射箭，却怎么也射不进石头了。之所以第一次能射中，就是因为身体当时处于应激状态，能力超水平地发挥了。

我们虽然不会遇到猛虎，但生活中遇到突发事件时，身体也会如此调遣出潜能。比如，有些人身体并不强壮，但当家人需要照顾时，他们会变得"经折腾"，而且只要这个困难没解决，他们就可以一直坚持下去。因为身体与被突发情况调高的平衡点达成了平衡，就算这种平衡是虚张声势的，是勉为其难的，但只要达成了，就可以维持一段时间。

什么时候就维持不了了呢？就是当外界的刺激减少或者消失时。平衡点降低，身体不再需要调动那么多的能量去应对了，而已经习惯了高水平应激的身体一下适应不了新的平衡，可能就会生病了。

民间一般认为这种情况是身体里的火"发出来"了，就是在身体里没处用，但又已经被调遣出的能量，会在你的某个薄弱环节找到突破口，人就生病了。

身体的自我调节和平衡能力会影响减肥的效果

其实，身体的自我调节能力弱引发的问题并不少，在我们减肥时就会遇到。通过节食和运动减肥的人，第一、第二周的效果肯定最明显，能看到体重很快地下降，但过了前两周或者再长一点时间，就会进入"平台期"或"瓶颈期"。大家觉得很奇怪：我还是吃得很少，也照常运动，为什么效果不好了？这就是身体的自我稳定能力起作用了。

节食加运动时，热量消耗增多，能量补充减少，身体不可能立刻与此达成平衡，脂肪就在这时被减掉了。但是，身体的平衡能力会奋起直追，通过减少身体其他部分的能量消耗，与降低的热量摄入达成平衡，减肥的速度也就减慢甚至停止了。

身体的自我稳定能力是人类繁衍至今的基础能力之一。试想一下，在远古时期，人们大多是饥一顿饱一顿的生活状态，身体如果不能自稳，任由外界条件摆布而不能"避震"，人类就很难生存下来。所以，身体的自我稳定能力是人类的本能，既然是本能，就要尽量顺应，而不是过度干涉。

如何让身体适应打破的平衡，又不降低免疫力？

如何顺应本能呢？比如，家里的事情处理完了，就算缺觉，也不要立刻大睡几天，而是要一点点地增加睡眠，让身体从紧张的状态慢慢松弛下来。同时要注意保温，饮食要清淡，因为平衡被打破之后，免疫力会下降，是最容易感冒的时候。如果之前就有慢性病，还要注意观察指标的变化，因为在身体平衡被打乱和重建的过程中，指标很可能会产生波动。

还有一点很重要，灾难其实不全是坏事，在应对灾难时，心里是有"克服灾难"这个目标的，有些人甚至将其变成了信念，这让他们的生活有了张力。突然间灾难消失，人马上变得轻松的同时，目标也消失了，身体一下子懈怠下来，机能下降，很多疾病就是这时候出现的。所以，最好重新设定一个目标，让身体进入相对和缓但又有目标存在的新生活，身体始终处于适度的应激状态，是对免疫力的一种维稳。

另外，可以根据身体情况服用去火药，也能消减为了应激而调遣出的过多的能量。如果有大便干、牙龈肿的症状，可以吃几天"黄连上清丸"；如果大便干，并且嘴里发苦，眼睛发红，可以吃几天"龙胆泻肝丸"，这些都是帮助能量"分流"的。但要注意时刻观察身体变化，见好就收，大便一旦通了就停药，因为过度服用这种寒凉药会折伤阳气，损减生命所需的能量。

6 喝了就尿

身体说：火力不足了

○ 身体的"无感蒸发"弱，会导致频繁上厕所

前面讲的是口渴，有一种口渴是喝水也不解渴，与此同时，还有喝了就尿的问题，这种人索性不喜欢喝水，一是因为他们不容易感到渴，还有就是因为会频繁上厕所，太不方便了。

为什么会喝了就尿？这是身体在告诉你：火力不足了，不足到不能蒸发水分，而这个问题的坏处，绝对不只是喝了就尿带来的不方便，还会影响到皮肤的状况。

我们平时就算不出汗，身体每分每秒也都在进行着一种"无感蒸发"，水分通过皮肤在你毫无感知的情况下被排到体外。我们挨在身体很壮实的男孩子身边时，能感到他们身上的蒸蒸热气，就是因为他们代谢率高、火力旺，"无感蒸发"带出去的水分多，如果不及时喝水，他们很容易上火。

相反，身体很弱、很少运动的人，他们不仅出汗少，"无感蒸发"也很弱。同样坐在一起喝茶、喝啤酒，别人可能两三个小时才上一次厕所，他们却半小时不到就要去，这样频繁地"走肾"就是因为"无感蒸发"弱，排水只有小便这一条通路。而且，在排尿的过程中，

身体几乎没有利用水的可能，他们的皮肤也就缺少了保湿的机会。

身体的"无感蒸发"可以由里而外地给皮肤保湿、补水

很多人护肤都指望面膜，其实面膜的效力非常有限，因为我们皮肤的最外层是角质层，这是一层老化了的、没有生命的细胞，就像木耳一样，已经变干了。敷了面膜之后，角质层细胞吸收了面膜中的水，像木耳被泡发了一样膨胀起来，你的皮肤看上去就很滋润。但是，揭下面膜之后，如果不做好保湿，很快，角质层的水分蒸发掉，就会变回干木耳，你的皮肤就被打回原形了，除非你不断地敷面膜，而这是很难做到的。

"无感蒸发"就不同了，它是身体的代谢机能，只要人活着，每时每刻都在发生，由里而外地给皮肤保湿、补水。所以，这种喝水之后不会马上上厕所，喝啤酒很少"走肾"的人，皮肤都挺好，就算不很白皙，也一定是很滋润的，因为他们自带了很好的皮肤保湿功能。

中医健脾运化水湿的良方

对这种喝了就尿的人，解决方案仍旧是服用"参苓白术丸"。

因为脾虚，身体不能很好地运化水，"参苓白术丸"中的白术，长项就是健脾运化水湿，特别是炒过的白术，燥性更大，运化水的能力更强，更能帮助身体用水。

大家所熟悉的健脾成药，一个是人参健脾丸，一个是参苓白术丸，它们有什么区别呢？"人参健脾丸"侧重改善食物的不运化，就是我们常说的消化不良、吸收不好。"参苓白术丸"侧重改善水液代谢不好，像这种喝了不解渴，喝了就尿，以及晚上没喝多少水，早上起来眼睛却是肿的，都是它的适应证。

◎ 夜尿多，往往是肾功能开始弱化的标志

喝了就尿的人，往往还伴有夜尿多的问题，临睡前稍微多喝些水，夜里就要多次起夜，影响睡眠。这种情况一旦出现，就意味着你未老先衰了，不但脾虚，而且肾虚了。

我们的肾脏具备"重吸收"的能力，就是将流经肾脏的水，最后再浓缩一次，以帮助身体保水。人平卧时，流经肾脏的血液是站立时的几倍，所以躺着或者睡觉，对肾脏的"重吸收"功能是个更大的考验。而这个"重吸收"的功能，在肾脏功能减弱时会最先受累，所以，夜尿多，往往是肾功能开始减弱的标志。

什么时候肾脏功能会减弱呢？一是自然增龄，人老了时；一是慢性肾功能损伤时,典型的是糖尿病,这是最常见的伤及肾脏的因素。所以,长期患糖尿病的人,如果血糖控制不好,就更容易夜尿多。

◎ 中医补肾的良方

　　前面讲过,中医所谓的肾不等于西医所谓的肾脏,但是西医讲的肾病或者肾脏功能受损严重后,会出现中医讲的肾虚,这也是"久病及肾"的一种。所以,夜尿多既是西医讲的肾脏功能减弱的结果,也是中医讲的肾虚的表现,要想改善它,就要补肾。这类喝了就尿,而且夜尿多的人,一般我会建议他们在服用"参苓白术丸"的同时,配合"五子衍宗丸"或者"缩泉丸"。

　　"五子衍宗丸"是平和的补肾药,由五类植物的种子构成,种子是植物能量最集中的部位,因为它未来是要长成一棵植物的。中医就是要用药物能量最高的部位,补身体最深的亏空。"缩泉丸"更是顾名思义,通过山药、益智仁等补肾的药物,帮助肾脏浓缩尿液,减少夜尿。

◎ 不增加心脏负担又不伤脾的正确喝水原则

　　喝了就尿的人自然不爱喝水,如果按照现代营养学的要求,他们很难喝够每天规定的水量，那到底是喝还是不喝？

关于这一点，孔子有句话特别有提示价值，就是"君子不器"。这虽然讲的是哲学道理，但能帮助人们理解中医，因为中医就是在中国哲学的基础上发展而来的。中医是"不器"的，这个"不器"就是指中医看病养生，不是把人当机器、当仪器甚至当容器，具体到喝水，自然也不是像灌暖壶一样灌满了才行。

人是活的，年龄、体质、气候及所处地理位置不同，都会影响到对水的需求。比如，冬季寒冷，人体所需的水自然少；夏季炎热，代谢率高，人需要多喝水。体质不同的人，自然要根据体质饮水，同时要用药物帮助不足的体质更好地用水。其实，是不是需要喝水，有个很简单的判别指标，那就是尿液的颜色，正常的尿液颜色应该是淡黄色甚至是无色的，如果颜色太深就应该补充水分。

同时，即便喝水，也切忌"咕噜咕噜"地豪饮，如此猛地喝水，会骤然增加心脏负荷，轻的会冲淡胃酸、影响消化。少量、多次、慢饮才是正确的喝水原则，不仅不会骤然给心脏增加负担，不会伤及脾气，而且频繁下咽的时候，咽喉部寄居的病毒、细菌会不断地被冲进胃里，胃酸这种强酸就能很好地发挥"把门"的作用了。

7 虚不受补

身体说：臣妾跟不上

⊙ 身体有根据外界变化不断调整自己的强大能力

"虚不受补"这个概念，有时候是很多人自己总结的，因为他们一吃补药就上火，会长口疮、大便干、起痘痘、嗓子疼……于是断定自己虽然虚，但是不能补。

既然不能补，是不是就只能一直虚？并不是，这些"虚不受补"的症状，是身体在告诉你："世界变化快，臣妾跟不上。"如果你能换一个身体跟得上的进补节奏，身体马上就不再"嚷嚷"了，与此同时，还能准确地补上身体的亏空。

我们的身体远比我们想象的聪明而且敏感，可以根据外界的变化不断调整自己，绝对算得上"与时俱进"的典范。就是凭借这个本事，人类才在变化多端的生存环境中一代代繁衍了下来。身体的这个本事，也是我们减肥总难持续起效，总会进入"瓶颈期""平台期"的原因。

减肥的第一个星期，我们通过节食、运动，效果会很明显，越胖的人效果越好，一个星期减掉 2 ~ 5 斤的大有人在，这种喜人趋势可以维持两周左右，再往后就难了。你会发现，自己虽然还在节食，运动也依旧，但体重变化不明显了，减肥效果不再继续了。

之所以会如此，就是因为身体在想办法对付你，它在自己调平衡：既然每天摄入的热量在减少、消耗在增加，身体就会通过减慢代谢的办法，尽量与降低的热量供给达成平衡。只有这样，才能保持身体的生理机能不受影响。如果没这个本事，我们的先人在蛮荒状态中饥一顿饱一顿的，早就无法生存了。人类在进化的过程中，早就有了应对"饥一顿饱一顿"的自稳能力，只不过在食物极大丰富的现在，这种能力成了减肥的阻力。吃补药之后的不受补、上火，也是身体面对变化，想要达成新平衡而未遂的结果。

吃补药是弥补之前的身体亏空，但要给身体追赶新平衡的时间

我们吃补药，就是要弥补之前的身体亏空，在这之前，身体已经亏空很久了，甚至已经和这个亏空达到平衡了。比如在正常情况下，女性的血色素应该在 110g/L ～ 150g/L，但有的人因为长期月经量多，血色素只有四五十，甚至还要低，可她们也没出大问题，只不过是头昏、面色很差，因为时间长了，身体已经耐受了这种病态。

中医的补药，就是要补上各种亏空的，血虚的就要吃补血药，补药吃进去之后，打破了原有的平衡，开始建立新平衡。但是，身体追上新的平衡，需要花上几天的时间，在平衡达成之前的上火、

不受补，就是暂时失衡的表现，这意味着身体在追赶新的平衡时，有点跟跟跄跄。

很多人在此时自我诊断为"虚不受补"，因而停掉补药，然而下次再吃，还会遇到同样的问题，这很可能让他们与适合自己的补药失之交臂。正确的办法是，在"虚不受补"的那几天坚持一下，给身体追上新的平衡点以机会，一旦达成平衡，火自然就消退了。与此同时，身体也进入了良性循环，达到了更高水平的平衡。

◎ "虚不受补"会导致"瞑眩反应"

关于"虚不受补"，中医里有个专门的说法，叫"瞑眩反应"。

"瞑眩"一词源于《尚书·说命篇上》："若药不瞑眩，厥疾弗瘳。"意思是重病或久病之人，如果服完中药之后，没有出现不舒服的现象，那就表示这个病不会好。关于瞑眩，张仲景的《伤寒论》有好些条文，如"服药已，微除，其人发烦目瞑，剧者必衄，衄乃解"，又如"三服都尽，其人如冒状，勿怪，即是术、附并走皮中，逐水气未得除故耳"等。

著名中医胡希恕先生，曾经因为病人的"瞑眩反应"而有过半夜被砸门的经历。

病人是个孩子，胡先生给其开了治下利的药，病人服药后反而下利得更厉害了。家属半夜砸门，非要求胡老去家里看看不可。胡老赶到后，孩子的状态已经好多了。胡老说把二煎也吃了，孩子的妈妈犹豫多时才遵医嘱喂了第二煎药，结果第二天，下利全好了。

有些吃药后出现的变化，其实是身体在努力追赶药物带来的新平衡。这时候有的人可能有上火的表现，我还见过很多吃了阿胶之后，月经变得不规律的病例，她们不敢吃阿胶，因为"一吃阿胶就来月经"，原本规律的变得不规律了。

既往的月经规律被阿胶改变，这就是阿胶在对身体起作用，是阿胶补血作用的显示。之前的月经规律是血虚状态下建立的规律，随着阿胶补血作用的产生，这个规律肯定要变，月经会紊乱。这时候，只要坚持吃，把血补足了，身体达到了新平衡，一般一两个月之后，就会形成新的月经周期，而且随着血虚的改善，这个周期会更稳定。

怎么能使身体平和地受补呢？

使身体平和地受补的方法很简单，从小剂量开始，一点点提高平衡点，让身体"小步慢跑"地达成新平衡，这个过程中的不适应就会少。比如阿胶，一般每天吃 10 克，可以先每天吃 5 克，吃上三五天，在这个过程中口干、舌燥、大便干，甚至长痘痘，都不用太在意，但要多喝水，多吃芹菜和梨这类纤维素多的食物，让大便保持通畅，给火一个通路，通过改变生活方式去火来给身体争取适应补药的时间。其实，不光是阿胶，任何补药都可以从少量开始，从说明书上的治疗量的一半或者三分之一开始吃，然后逐渐加量。

需要说明的是，有些"虚不受补"的人通过这种办法仍旧适应不了，这可能有两个问题，首先是辨证错误。你是阴虚，却补了气，补气药不仅没改善你的亏空，其燥性还会进一步伤阴。这是医生的问题，与医生水平有关，与药物无关，与你的体质无关。

其次，进补之前没"清障"。

很多补药是给身体打地基的，这类补药有个特点，就是"滋腻"。它们的质地厚重，像阿胶、熟地等，但滋腻不是缺点，而是"打地基"的药物之必须。柴胡、芦根肯定不滋腻，但它们只能解表清热，不能补益身体。

滋腻药的吸收必须有健运的脾气加上清洁的内环境，否则就会影响吸收，所以进补之前要把胃肠清理干净，如果在舌苔很腻的情况下进补，补药吸收不了就会成为负累，这就要生湿，"虚不受补"也就产生了。

舌苔腻的时候，吃上三五天"加味保和丸"，或者用陈皮10克代茶饮三五天，舌苔干净后再进补，只要药物对症，身体就会高兴地接受，不会有"虚不受补"的各种病状向你"叫喊"的。

8 上火

身体说：要有大事发生

"气有余便是火"，中医说的火是亢奋的功能

　　现在越来越多的人参与到中医养生中，有个情形是人们最容易自我诊断、自己找药吃的，这就是上火。

　　多年前我出过一本书，叫《不上火的生活》。新书上市的第一天，我正好经过一家书店，进去一问才知道，早上到的书，中午已经卖没了，服务员解释说，现在上火的人太多了……

　　的确，嗓子疼、起痘痘、眼睛红、大便干、失眠，乃至各种呼吸道感染，都会被认为是"上火"，而人们熟悉的去火药，像"牛黄解毒丸""黄连上清丸"等，更被人们认为是"小药"，随时可以吃，有点小毛病就吃。

　　其实，这是人们对中医、中药最大的误解之一！中医讲"气有余便是火"，火是富余出来、亢奋起来的功能，为什么会亢奋？因为有大事要发生，身体必须调遣更多的功能以应对。所以，"上火"其实是身体告诉你：要办大事了！

　　曾经有个新闻，一个女孩子遭遇车祸被压在了车底，情急之下，女孩子的母亲居然一个人把车抬了起来，女孩因此脱险。孩子母亲

哪儿来这么大的力气？因为她遇到大事了，着急了，上火了，身体的潜能应激性地发挥，奇迹就这样产生了。所以，我们应该庆幸我们的身体有上火的能力。但这个火如果过度，就会伤身。如果这个母亲时常遇到这种不抬起车女儿就性命难保的大事，估计她自己的性命也难保。不断地应激，频繁地上火，人是会被"烧干"的，从中医角度讲，阴耗竭了，生命也就终结了。

所以，中医将"火"列为致病邪气——风、寒、暑、湿、燥——之一。但是，去火是要有限度的，因为火是多出来的、亢奋了的功能，去火过度就要伤及功能，而功能在很多时候就是人体的生机。

切勿过度去火

春天是最容易上火的季节，除了和气候干燥有关，还有一个原因——春天是生发之季，什么意思呢？春天的时候，身体从沉睡的状态复苏，各种机能整装待发，生机在伺机而动了。中医讲究"披发缓行，广步于庭"的养生，就是因为春天的生机初上，还很弱小，要借助所有可以借助的势力推动它，长势喜人的芽苗菜因此都要被用上，而衣服要宽松，头发不能扎得太紧，也是唯恐这些约束有碍生机。

既然是生发，就有可能势头过猛，所以春天更容易上火，但如果你此时吃过于寒凉的去火药，就等于按住了刚刚萌芽的生机，很多人阳气不足就是从错误的去火，特别是春天的去火开始的。

再比如，孩子。有家长曾经问我，她的孩子7岁，舌尖很红，她觉得这是上火了，想给孩子吃去火药。

舌尖是心所主的部位，成年人若是舌尖红伴随心烦，确实意味着上心火了，如果还有心烦、失眠问题，就需要清清心火了。但对于孩子，中医讲"心常有余"，意思就是说，孩子上心火是正常的，有余的心火是孩子借以发育的生机，如果人为地把这点火都去掉了，就等于剥夺了孩子生长的权利。

身体还能上火，说明我们的功能还有富余。这一点，可以看看那些耄耋老人，他们很少上火，不仅不上火，就算感染很严重，有时候也不发烧，因为机体已经没有了反应能力，真遇到大事，身体往往扛不过去。

由此可见，对于上火问题，最好的自然是不上火，其次是即便上火，也不要过度去火。

最好的不上火的办法是尽量保持心静

怎么能做到不上火呢？其实很简单，有句话叫除了生死，其他都是小事，没有那么多值得上火的大事。所以，最好的不上火的办法是尽量保持心静，自己的目标不要定得太高。

中国中医科学院的陈小野教授创新性地总结出一个等式：欲望－实力＝上火。这个等式的差值越大，也就是说欲望远远超过实力，上火就越严重。生活中，很多人上火是因为着急，之所以着急，是因为他们的实力与目标相差太远了，把奢望当成了目标，这样就只能干着急。

但是如果一个人一点欲望也没有，目标太低，这个等式的值就成了负数，这个人一定是消极的，这也对身心不利。现在很多人为了养生抄《心经》，这样做可以静心，但是，如果刚上高中、大学的学生也在抄，我就有些不赞同了，这个年龄正是进取的时候，因为进取而鲁莽、冲动，社会都可以接受和包容。这个年龄的人，欲望稍微强一点、目标高一点不是坏事，能鞭策自己前进。如果年纪轻轻就把欲望降到很低，生命就会缺少张力，那就不是年轻人该有的样子了，甚至若出现万念俱灰的状态，就离抑郁症不远了，而抑郁症就是身心严重缺乏生机造成的。

所以，人是要有点上火的能力的，稍微超出自己的实力一点为好，这样便于你离开"舒适区"，使生命有张力，不会未老先衰。

中医清热去火的良方

上火了，可能就要去火，除了吃清热去火的药，很多人喜欢通过"吃苦"去火，特别是在夏天。的确，苦是入心经的，苦味主要去的是心火，夏天是心所主，是最容易上心火的季节，夏天吃绿豆、莲子心和一些苦味的蔬菜，都是为了清心火。

但是，这个苦一定要适度，否则就不是去火，而是伤身了。这还要从进化的角度说起。我们的祖先在寻找食物的过程中，难免会遇到毒物，侥幸生存下来的那些人，身体为了保证生存安全，就对有毒物质进化出了苦的味觉，下次再吃到它们时，就会因为太苦而放弃、远离，躲过了再次中毒。所以，对苦的感觉是身体进化出的自保的本能。苦味之所以去火，亦因为这个火就是过旺的欲望，通过苦味给欲望泼点冷水，能就此减轻甚至消除过度的欲望，吃苦能去火就是这么来的。

苦的味觉是身体的本能，而健康就是要顺应本能，否则就影响健康了，所以，过食苦味，特别是那种特别苦、毫无回甜的东西，即便不是有毒的，也是对欲望的迎头痛击。久而久之，虽然不再上火，但也失去了欲望，身体失去欲望就是阳虚了，在这种情况下，火力严重受挫，身体也就未老先衰了。因此，中医对苦味药物的使用有严格的要求，比如龙胆草、黄檗、黄连等，都要"中病即止"，绝对不能久服，就是要在去火的同时，爱护身体的生机。

火只可适度地上，严重的时候仍旧需要借助去火药，市面上的去火药众多，它们是有区别的，为了正确使用，我们先得把不同脏腑上火的表现搞清楚。

肺火：嗓子疼，痰和鼻涕都是黄色的，大便干。胃火：牙龈红肿，口干口臭，大便干。肝火：脾气急躁，口干口苦，眼睛红，大便干。心火：心烦失眠，舌尖红，长口疮，小便黄。能用去火药去的一定是实火，但在五脏中，肾和脾是没有实火的。

去肺火的药物是银翘解毒丸、双黄连口服液、羚羊清肺丸。清胃火的药物是黄连上清丸、黄连清胃丸。清肝火的药物是龙胆泻肝丸。清心火的药物是导赤散、牛黄清心丸。

这些都是苦寒性质的，服用的时候必须遵从"中病即止"的原则，一般只要大便通畅了、泻肚了、小便不黄了，就可以停用或者减量，绝对不要过服，否则就会伤及功能、有碍生机，以后真遇到大事，比如细菌感染，需要与细菌搏杀时，身体会因为阳气不足、免疫力低而杀敌无力。

有人会问，春天去火最容易伤到阳气、有碍生机，是不是春天的火就不去了？这也不是，春天上火也要去火，但是此时去火不是通过泻肚，而是通过宣散，这样才是顺应了身体的规律，听了身体的话。

春天上火与阳气在生发的时候没有充分舒展有关，所以，去火时要帮助阳气舒展，把火升散出去。这时就不能用泻肚的去火药，比如大黄、决明子之类，而是要用栀子、黄芩、薄荷之类，通过宣散使内热从体表透发出去，这样去火不会伤正气，身体应对大事时的能力就得以保存了。

❾ 馋

身体说：所愿未遂

◇ 贪吃是身体在说"欲望远远没有得到满足"

很多人减肥不成功，是因为管不住嘴，总想吃东西。

其实，他们不是饿。饿是身体的自然需求，这个需求一日三餐足以满足，他们是馋。馋是以饥饿的形式表现出的一种贪婪，说到底是欲望过高。这种管不住嘴的毛病有时候是一种病态，西医称此为"饕餮综合征"，在中医就是心火过盛，无论叫什么，其实都更多的是心理问题，是焦虑。人在焦虑、紧张时，会以吃东西的办法来宣泄，这种贪吃其实是身体在说话，它想告诉你："欲望远远没有得到满足。"

疫情期间，我的一个朋友居家办公，她有一天实在无聊，浑身不自在，突然间特别想吃"稻香村"的"松仁小肚"。这个念头起来之后，她越来越按捺不住，不吃就坐立不安的。她赶紧下楼出去买，买回来连家都没进就吃掉了一半，心情大好，不自在的感觉也没了，她开玩笑说："是身体欠肉了。"

其实大家都知道不是，就算是药，也不可能吃下去马上见效。她之所以吃了就消停了，是因为满足了欲望，化解了焦虑。

这个人很胖，平时工作压力很大，工作越忙，她越要吃零食，在电脑前写东西时，必须把零食放在边上，边吃边写。《甄嬛传》的导演郑晓龙在接受采访时也说过类似的经历：他在导戏现场是离不开瓜子的，必须一边导戏一边嗑瓜子，什么瓜子不重要，重要的是必须有瓜子。

他们可能都没有仔细品味"松仁小肚"和瓜子的味道就咽下去了，他们吃这些不是因为饿，更不是因为身体需要，而是因为心理的焦虑。紧张时，身体会想办法让自己放松，就要找个宣泄口。吃东西就是这个出口，紧张到非宣泄不可时，必须马上吃，至于是不是好吃已经不重要了，重要的是完成了吃这个动作，满足了身体的欲望。

很多人在情感受挫后，比如失恋、离婚后会突然发胖，就是因为他们失去了寄托，只能靠吃来自我安抚，他们的好胃口其实不是因为饿，而是欲望所致。

食欲超过身体之需，就是中医所说的"心火"

那些总是管不住嘴的人不是饿，而是馋，特别是在吃饱了之后仍旧被食物诱惑的，比如那些刚吃完饭，看到从没吃过的美食而又食欲大动的人，因为这些美食挑起了他们新的欲望。

管不住嘴的人想吃的，肯定不是寻常的每天都吃的食物，而是新奇的食物，他们的食欲已经超过了身体之需，这在中医就是"心火"。中医的心与心理、情绪有关，心火盛的表现就是焦虑、欲望过亢，以及所愿未遂时心烦。因此，中医治疗这种管不住嘴导致的肥胖，不会只在泻肚、清胃火上下功夫，一定还要清心火。在他们的减肥方药中，一定会用到黄连等苦味的药物，甚至我们熟悉的"牛黄清心丸"，就是一种给因为焦虑而吃胖的人的"减肥药"。去火药普遍是苦味的，之所以让贪吃的人吃苦味的药，是因为苦味是欲望的"抑制剂"。

苦味可以清热去火，抑制过于亢奋的食欲

人对味道的喜好，与生命能量的获得有直接关系。每个人都喜欢甜味，这是因为食物中的糖是能量的最直接来源。远古时期，食物匮乏，能量获得很难，身体为了保证能抓住所有获得能量的机会，就进化出了对甜味的特殊嗜好，让身体因为喜欢甜味而努力觅食，甜味被当作身体觅食时的"驱动剂"，是觅食过程中的"诱饵"，吃到了甜的东西，能量得到了补充，身体的生存需求满足了，也就欢愉了。随着进化，甜味就与快乐、欢愉连在了一起。

苦味的进化也是身体的一种自我保护。

人类在进化的过程中，觅食时难免遇到有毒、有害的食物，身体从一次劫难中逃生后就必须长记性，否则就繁衍不下去。身体为了牢牢地记住教训，就进化出了与痛苦相关的苦味，再吃到这样的苦味就会因为难吃而退避三舍，也就躲过了灾难而生存下来。身体会用苦味来完成对过盛的欲望的抑制和打击，因为吃苦而收回过多到伤身的欲望，用苦味的药物清心火、抑制食欲就是这个道理。

甘在中医的五味中是对应脾的，甜味是能量补充剂，是脾这个"后天之本"的刚需。苦则是对应心的，用来清除超过身体所需的欲望。苦味可以清热去火，但苦味药物的使用绝对不能过度，因为苦能直折阳气，阳气包括身体的功能，也包括正常的欲望。如果欲望被过度损伤，这个人就会变得很消沉，没有活力。之所以在贪吃的人身上用，无非是借助苦味，杀杀他们过于亢奋的食欲。

◎ 如何判断好胃口是身体所需还是贪欲使然？

怎么知道你的好胃口是真的身体所需还是贪欲使然呢？很简单，看你想吃的是什么东西。

身体真的需要、我们真的饿的时候，不会想到吃肘子、猪蹄，而一定是粮食，会特别馋馒头或是烙饼，因为粮食中的碳水化合物比肉中的蛋白质和脂肪能更快地给身体供能，饥饿时身体肯定想摄入能马上获得能量的食物。所以，想吃主食的饿，才可能是真的饿，而不是馋，不过一般情况下没人会馋主食的，除非是恶性减肥，严格控制碳水化合物摄入的人，主食比肉食对他们的诱惑更大。

吃饱了之后又起的食欲，特别是对新鲜的、稀缺的食物的欲望，大多与馋脱不了干系，吃它们非身体之需，而是额外的欲望，是超过身体需求的贪欲在作祟。如果以满足这样的欲望为目标，人是很难不发胖的。过去我们说"病从口入"，说的是不干净的食物易致病，但现在的这个"病"，则是过分的欲望。

⑩ 厌食

身体说：装不下了

人为什么会厌食？

厌食，顾名思义，就是不想吃东西。尤其是孩子食欲很差，家长会为此非常着急，担心他们营养不良，于是会给孩子吃各种开胃的药，换着花样地做饭菜让孩子多吃。其实，幸好人有厌食这种能力，这就是身体在告诉你：我已经装不下了！这个时候还要强往

里装，一定会有后患的，什么样的后患？我们先要知道，人为什么
会厌食。

食物的消化，既需要消化酶的分解，还需要胃肠的壁肌肉的蠕
动研磨，它们合力而为，我们才能保持正常的消化，以及正常的食
欲，才会吃了这顿想下顿。在这个过程中，任何一个环节出了问题，
都会让人不想吃饭，最常见的是感冒发烧的时候。

发烧就是体温升高，而消化酶会被升高的体温煎熬，失去活性。
最能让消化酶发挥其功能的体温是 36.5 ℃左右，体温过高，消化酶
失活，消化就会被影响，人的胃口自然不好。

同样，如果胃内温度过低，消化酶也是不工作的。一边吃烤肉，
一边喝冰啤酒等冷饮，胃的温度低了好几度，很多人就会消化不良了，
甚至诱发一次"胃肠型感冒"。这时候，人们自己都能感到食物停
在胃里一动不动，像呆住了，不仅连续几天毫无食欲，而且打嗝时
都是前几天吃进去的食物发酵的气味。

孩子更容易厌食的原因

相比成年人，孩子更容易厌食。孩子厌食有两个原因。一个是
先天决定的，因为脾胃是"后天之本"。脾气的消化功能要到学龄
前后才逐渐强健，在这之前，孩子的脾胃都是很弱的。但是家长意

识不到这一点，唯恐孩子吃得少，经常是过食，把本来就不壮实的脾气累到了。另一个就是没意识到冷饮对消化酶的影响，对冷饮不限制，消化酶的活性一直被寒冷抑制，厌食自然成了常态。新近的研究显示，在中国孩子的消化不良症状中，冷饮是一个独立的致病因素。

一旦厌食，要不要勉强进食？很多厌食者是像吃药一样把饭吃下去的，这样做其实没必要。

其一，人是可以耐受一定程度的饥饿的。在适度的饥饿状态下，血糖降低，这时候身体里的细胞会启动"细胞自噬"，就是细胞在没有食物的情况下，会把身体的代谢废物，甚至毒素吃掉，这就客观上起到了自我清洁的作用，很多长寿的人就是靠有规律的适度饥饿保持健康的。虽然厌食者的厌食与此不同，但因为厌食而少吃几顿饭、饿几天，对健康没有太大影响。

其二，没有足够脾气的情况下勉为其难地吃，会增加脾胃的负担，更会伤及脾气。总是规定孩子要吃完多少，这是很多家长抚育孩子的误区。人的身体是不断变化的，消化功能也有高潮和低谷，低谷时就可能食欲不振甚至厌食，这是由身体的需求决定的。这时候勉为其难地吃，就是给准备减负休息几天的脾胃增加了负担，消化不了就成了食积，食积日久，脾就会被累虚。

◎ 中医治疗厌食不只重视开胃，更重视健脾

　　厌食的时候如果去看中医，中医不会只给开胃的药，打开胃口一定要以健脾做后盾。有一种人特别能吃，但是不胖，用中医的话来说就是"胃强脾弱"，食欲好，但是消化不了吃下的东西，脾被长期过食累垮了，吸收就会很差，怎么吃都不长肉。所以，无论是消食还是开胃，健脾都是最重要的，要让胃口自己大开，而不是通过酸味、辣味的强刺激而勉强开胃，这样吃进去的东西并不能为身体所用。

　　厌食的同时舌苔很腻，中医一般会辨证为湿邪阻滞，开出"藿香正气水""加味保和丸"这样的药。这两种药物都是性质偏温的，因为湿气在中医里属于阴邪，祛湿必须用温热的药。从西医角度讲，需要提升胃肠的温度才能使消化酶的活性启动。

　　还有一种厌食是成年人的，这与他们既往的疾病有关，最常见的就是糖尿病。糖尿病最初是多吃多饮，但到后期就会变为厌食，因为糖尿病的高血糖是会损害神经的，有的糖尿病患者冠脉堵塞了80%居然都没有犯过心绞痛，其实他们不是没发生过心绞痛，而是发作的时候神经没有感知到疼。

　　高血糖会伤及自主神经，造成自主神经功能紊乱，胃因此蠕动无力，从而引起食物在胃中的滞留，这在医学上有个专有病名叫"胃轻瘫"，就是胃像瘫痪了一样，推不动吃进去的食物了。这种厌食

在西医治疗上，要严控血糖，避免对神经的进一步损伤；在中医则要健脾益气。黄芪、白术都有这个作用，能增强胃动力。胃活动自如了，食物排空了，才会有正常的饥饿感。

⑪ 口干渴

身体说：深层缺水了

◎ "结合水"增加了，才是给身体的深层补了水

口渴是身体缺水了，这个大家都明白。

我们身体的 70% 都是水，一旦缺水，身体机能就要受到影响。人的体液只要缩减 1% ～ 2%，人就会感到渴，就要喝水。人就是借助这种对渴的敏感，完成对身体的保护的。

当机体缺水时，血就要变浓，渗透压就要升高。大脑中的"视前区"有个"渴中枢"，它感受到渗透压的变化后，会把这个变化传给大脑，我们就感到口渴了。

我们喝进去的水，都是要进入血液的，什么时候血会变浓呢？

一是脱水的时候，比如呕吐、腹泻严重，大量出汗，又没及时喝水，血中的水少了，血就变浓了。一是虽然没脱水，但是吃得太咸了，钠的摄入量过多，血液浓度就会提高，这时候也会渴。

　　需要注意的是，不只是食盐含钠，味精、鸡精里都含钠，菜里味精放多了会让人口干，就是这个原因。除了味精、鸡精，所有重口味的食物，比如各种酱料，包括甜味的果酱，以及有味道的零食，都是靠钠托着的，吃多了都会口渴。

　　这种常见的口渴，及时喝水就解决了。但很多人的问题是口干且喝水也不能解决，这又是为什么呢？其中一个原因是中医说的阴虚。

　　中医的"阴"和"水"有什么关系？简单讲，阴比水要复杂、厚重，补阴可以提高身体留住水的能力。说到这里，我们先要仔细地讲讲喝进去的水。

　　我们喝进去的水分两种：一种是"自由水"，喝了之后会随着小便的排出、出汗，甚至呼吸，被身体排出，它是出入自由的；还有一种水叫"结合水"，这是喝进去的水，被身体里的蛋白质抓住后形成的，不会随时排出。"结合水"越多，身体组织的含水量越高。什么时候身体里的蛋白质会结合更多的水呢？就是我们年轻的时候。年轻人的皮肤吹弹可破，肌肉丰满。我们在超市里会买羔羊肉、童子鸡，也是因为这样的肉嫩。

　　足够的"结合水"，同样可以保证黏膜的含水量，黏膜不缺水，我们就感觉不到干燥、口渴了。感觉干燥，除了气候因素，空气湿度太低，在人体内部，更多是因为阴虚，要通过滋阴才能润燥，但滋阴不等于多喝水。

能滋阴的药物，很少是干了的树叶、树枝，多是肉质相对丰厚的根茎，比如麦冬、沙参等。而且，能从深层补阴的，一定是入肾经的，比如生地、天冬、石斛，它们的滋阴润燥效果更好。这是因为补肾就是延缓衰老，让身体的机能保持在年轻状态，蛋白质结合水的能力恢复之后，就能结合更多的水，"结合水"增加了，就等于给身体的深层补了水。

中医补肾阴的良方

很多女性到四五十岁后，口、咽、眼睛的干燥特别严重。因为口干，唾液很少，牙齿缺少唾液的润滑保护，在短时间内会产生大面积龋齿，医学称之为"猖獗龋"。去医院检查，可能会被诊断为"干燥综合征"。从西医角度讲，这是免疫功能失调的结果；从中医角度讲，是人到了四五十岁，老了、肾虚了，免疫力才失调的。所以，中医对这种干燥，就是从补肾阴入手，帮助身体增加"结合水"。比如每天用枸杞10克左右泡茶喝，或者服用"杞菊地黄丸"，因为这些都是入肾经的，都能补充"结合水"。

如果你在喝水也不能解渴的同时，身体的各种分泌物都在减少，连舌头都是干瘦的，没有津液，就要从内里找原因。而最根本的解决这种干燥的方法就是补肾阴，即便这种干燥体现在呼吸道，最初是肺阴虚。

大家都熟悉一个成药——养阴清肺糖浆，它看似普通，但不要把它当成一般的感冒咳嗽药，它适合治疗干燥很深，甚至病情较长、较重的咳嗽，这时候的干燥已经从肺阴伤及了肾阴。这个药里有专门入肾经的生地和玄参，最初是清代治疗白喉的名方。白喉在过去是不治之症，会干咳日久，甚至会咳血，对身体有非常深重的伤害，会导致肾阴虚，所以才在清肺的麦冬、贝母、薄荷的基础上，用到了补肾阴的药，从根本上养阴，使呼吸道黏膜恢复结合水的能力。

"养阴清肺糖浆"适合于干咳无痰，咳得嗓子、气管都疼了的病症，服药之后的改善的表现是可以逐渐咳出一点痰来，随着痰的排出，咳嗽减轻。从原理上说，气道黏膜随着含水量增多，损伤逐渐自愈了。

◎ 中医从没强调过多喝水，多喝水对阳虚的人来说是更严重的打压

还有一种口渴，不是身体缺水，而是缺少用水的能力，喝进去的水没能留在血液中，很快从小便排出了，血液的浓度没有改变，"渴中枢"才会一直向大脑"叫渴"。什么样的人会这样呢？代谢率低的人。

从中医角度讲，水是阴性的，身体用水，需要阳气的温煦。阳气虚、温煦力量不足，水就不能被运送到身体所需的部位，甚至不能很好

地从体表蒸发，这时候，喝进去的水想要排出，只有小便这一条路。人们一边喝一边尿，一边喝一边渴。

中医从没强调过多喝水，那种不论体质，不分青红皂白，每天要喝八杯水的做法，对阳虚之人的阳气是严重的打压，使身体更加无力用水。《伤寒论》早就说过："其不晓病者，但闻病饮水自愈，小渴仍强与饮之，因其成祸。"说的就是很少觉得口渴，却勉强喝水的人，后患可能就从过多饮水开始了。

总是不觉得渴与喝了也不解渴，很多时候是同一个发病原理，都是身体无力用水，所以都要通过提升身体的用水能力进行改善。再简单一点说，就是要让身体稍微上上火，使之具备蒸化水液的能力。这种口渴是要用热药治的，比如"参苓白术丸"。这个药既是我推荐给"湿胖"之人的减肥药，也适合喝了就尿、喝水也不解渴的人，因为他们虽然病状各异，但都是因为脾虚，是脾运化水液的能力不足了。

⑫ 越累越睡不着

身体说：强打精神了

○ 为什么会越累越睡不着？

失眠很常见，特别是随着生活压力的增大，很多二三十岁的年轻人已经进入失眠行列了。

同样是失眠，表现各异，有的是入睡难，有的是早醒，有的是睡得浅，有的是整夜做梦，起来跟没睡一样……有一种情况特别常见，就是明明很累，但是越累越睡不着。如果去看中医，一定会被辨证为虚，失眠是"虚张声势"，是身体"强打精神"的状态一直延续到了夜里，人们才睡不着的。

我们身体的兴奋与抑制是交替的，正常情况下，人到晚上就会逐渐进入抑制的状态。我们不提倡晚上锻炼，就是怕干扰了这种抑制状态，导致失眠。

越累越睡不着的第一个原因是，白天的兴奋度还没有降低，虽然下班了，但压力还在，心里惦记的事情太多，这一点大家都可以理解。

第二个原因是大家想不到的：身体越虚的人，越可能睡不着。因为虚弱，为了应对每天的日常，身体就会多调遣潜能，以最快的办法调高兴奋度，以"虚假繁荣"为继，这是身体的一种本能、一个应急办法。

越累越睡不着的人，很多是阴血虚的

中医讲："阳入阴则寐，阳出阴则寤。"意思是：如果想晚上

能够睡着觉，身体的阳就要沉入阴；想要白天清醒，阳必须从阴中
挣脱出来。阳，代表光亮的、热烈的、活动的、有能量的东西；阴
相对来说是安静的、清凉的东西。安静的必须能压制住活跃的状态，
人才能入睡，具体一点说：阳指的是心神，阴指的是心血，心神能
顺利地回到心血里，人才能睡着。

　　这种越累越睡不着的人，很多是阴血虚的。一种是疾病导致的，
慢性病迁延时间太长，把阴血耗虚了；另一种则是压力导致的，精
神压力更会暗耗心阴、心血，这是中医的说法，换成西医概念，就
是过度用脑会对身体有较大的消耗。

　　既然是虚导致的失眠，吃安眠药就不合适了，就算吃安眠药能
睡着，第二天醒来也并不轻松，因为安眠药是把心神生生按住的。
在这个过程中，心神并没有得到心血的濡养，第二天醒来也不会感
到解乏，而且只要这种虚不改善，身体就还会继续"强作欢颜"，
离开了安眠药，还是睡不着。这时候必须用中医的补血养阴法，才
能从根本上改善失眠。

中医助阴血虚的人入睡的药物

　　说到这里讲个真事：1903 年，章太炎先生和进步青年邹荣被
捕入狱，邹容年轻气盛，在狱中辗转反侧，连续多日后几近崩溃。

章太炎先生通晓中医，观察邹容的病状，辨证为心血暗耗，心神不宁，这正好是《伤寒论》的"黄连阿胶汤"的对应病症，于是托人买来阿胶和黄连。几服药之后，邹容的焦虑症状减轻，能安然入睡了。

关于"黄连阿胶汤"，张仲景是这样叙述的："少阴病，得之二三日，心中烦，不得。"心烦不得卧，就是血虚导致失眠的表现。这个方子很简单，只有五味药：黄连、黄芩、芍药、阿胶和鸡蛋黄。其中的阿胶养心血，黄连清心神，二者相配，等于给无处安居的心神盖了个大房子，心神消停了，居有定所，不再四处游荡，人就睡着了。这个方子的养血补阴功用，在助眠中起了决定性作用。

除了"黄连阿胶汤"，中医还有一个让阴血虚的人入睡的药物，就是"交泰丸"。二者都能让心神被收留，只不过服用"黄连阿胶汤"后收留心神的是心血，服用"交泰丸"后收留心神的是心阴。它们治疗的失眠都是虚性的，这个虚指的是虚性的亢奋状态，"心烦不得眠"就是一种亢奋。

无论是中医清热的药，还是西医的安眠药，仅仅靠它们的抑制性，不能改善虚性亢奋，必须"软硬兼施"，寒热并用。黄连与阿胶的寒热之差、"软硬"之差，没有"交泰丸"的两味药大。"交泰丸"是用黄连配肉桂，一个很凉，一个很热，所以用"交泰丸"治疗的失眠，虚性亢奋的程度比"黄连阿胶汤"的要高。

◎ 血虚、阴虚都可以导致失眠

有的人不仅是夜里睡不着，白天的时候还会心烦得坐立不安，仔细观察这种病人，他们的眼神是很外露的。我上大学跟着老师实习时见过一个年轻的男孩，坐在候诊人群中非常显眼，等他坐到诊桌边我才发现，他的眼睛特别有神，嘴唇也是鲜红的，而且人很瘦。他坐下来还没说话，我的老师就问他："是失眠吧？"他对老师料事如神感到很震惊。

我自己有了临床经验后发现，这种样貌的人，一般都心思细密，特别敏感，一点小事就会想半天，很少能安稳地睡觉，舌头往往发红，而且偏干瘦，是典型的阴虚火旺。

阴和血一样，都是心神的"驻地"，阴虚、血虚都可以导致失眠，只不过阴虚失眠时，亢奋得更厉害。这种病人甚至不会像血虚失眠的人那样感到累，身体的疲劳被焦虑掩盖住了，身心在很长一段时间里都处于亢奋状态。

在"交泰丸"中，能清心火的黄连是主药，用量是肉桂的10倍。可能有人会问了：既然是心火盛，为什么还用肉桂？肉桂可是热性的呀！

就是因为肉桂是热性的才用它！这种心烦失眠往往是下焦的肾水不能上济的结果，没有水的牵制，火才会虚旺的。这在现在尤其多见，因为受凉、运动不足，下焦过于寒冷，肾水被"冻"住了，不能上承，用肉桂就是为了温暖下焦、鼓动肾水。

北京有个三甲中医医院，它收治的神经内科的病人时常会失眠，那儿的医生就把黄连与肉桂以 10：1 的比例打成粉后装在胶囊中给他们吃，安眠的效果比西药的安眠药还要好，因为它使身体用自身的水，扑灭自身的火，等于把失眠的根源去除了。虽然黄连和肉桂哪个都不是安眠的，但配伍之后，调整了失衡的阴阳，入睡自然就轻松了。

13 胸闷

身体说：这里堵了

总觉得胸闷的人，肯定不是挺胸收腹的

胸闷是个很常见的现象，之所以叫"现象"而没称之为"病状"，是因为很多时候胸闷不能算是病，而是身体在提醒你：全身之中，胸是最怕闷的！而胸下面的肚子不怕闷，甚至需要闷。

胸为"清阳之府"，中医讲"诸阳受气于胸"，从属性上说，胸这个部位就是要求阳光外放的。腹部则是"至阴之地"，是全身最柔软的部位，不抗打，我们常说的"腹地"，指的既是中心的，也是相对脆弱的、需要重点保护的地方。所以，腹部要藏起来，"收"就是藏。

我们立正时要"挺胸收腹"，这个姿势不只好看，还非常符合身体的生理规律，更直白一点讲，胸就是用来挺的，腹则是要尽量收的。"含胸叠肚"的体态之所以让人觉得难看，根源上还是因为这是在"收胸挺腹"，与正常的生理规律背道而驰，自然是不健康的。人类的审美其实就是在健康的基础上形成的"精神指标"。

一个总觉得胸闷的人，肯定不会是雄赳赳，气昂昂的，或者挺胸收腹的，他可能长时间地含着胸或者伏案，胸闷就是这种错误姿态的结果，也是身体在告诉你："这里堵住了。"

为什么胸部最怕堵？

这是因为胸部有两个怕堵的部位，一个是心脏，一个是乳房。

心脏是身体的"发动机"，是活力的源泉，我们身体的很多器官都会生癌症，唯独心脏不会。首先，从西医角度讲，癌症是上皮组织化生来的，有上皮组织的地方，比如呼吸道、消化道、泌尿系统都有发生癌变的可能，而心脏没有上皮组织。

其次，心脏和血管构成的是封闭的血液循环，不易受到外界有害物质的直接侵袭。许多致癌物是对鼻咽、口腔、食管、胃肠、肺、皮肤等部位造成不同程度的伤害，进而引发恶性病变的。而进入血液的有害物质，能在经过肝脏、脾脏和肾脏时不断得到净化处理。在人的一生中，流经心脏的血液永不停息，即使是转移中的恶性肿瘤细胞，也不易在心脏中停留。这些特点，在中医都被归结为心属火，而癌症是"阴邪"，火力最旺的心脏，自然让"阴邪"没有立锥之地。

既然是阳性的器官，就必须阳光普照，心脏所居的胸就必须是"清阳之府"，而任何压抑，无论是身体上还是精神上的，都会影响"清阳之府"的清明，这个时候心脏就会不舒服。比如，总是宅在家里或伏案的人，很容易胸闷、心慌，从西医角度讲，这是因为他们缺乏运动，心肌缺少锻炼，无力应对稍微多一点的氧气需求；从中医角度讲，伏案、静坐压抑了心经，导致胸阳不振。

电视剧《清平乐》中，王凯扮演了史上最仁慈的皇帝宋仁宗，这位皇帝的身体一直比较弱，还要经常委屈自己，"舍小家顾大家"，也因此时常犯胸痛的毛病。他的这种胸痛不是心绞痛或者心梗，而是与情绪有关的"心碎综合征"，就是在巨大的情绪打压之下，血管剧烈收缩，心脏供血不足导致的胸痛。在电视剧里，宋仁宗每次胸痛发作，都是在暴怒或者极度隐忍之后。

除了心脏，还有一个不能压抑、不能憋闷的部位，这就是乳房。

乳房是突出体表的部位，挺胸就是顺应突出这种属性的，这才是乳房的健康姿态。无论是身体上的压抑，比如过去的束胸、长时间的含胸驼背，还是情绪上的压抑，乳房都会闷痛，有时候即使没有这些打压和约束，也会因为气血不足产生乳腺问题。因为往"高地"供血比往平地供血要吃力，气虚的人，"高地"的气血推助就会无力，营养就要变成"垃圾"甚至是致病源，这也是现在乳腺癌高发的原因：我们的营养足够了甚至超标了，但因为运动少，静坐过多，气虚严重，再加上肥胖，乳房这个"高地"更"高"，气血的推助自然更难。

所以，想要解除胸闷，就要去除一切有形和无形的约束，让心脏痛快地跳，让乳房尽情地挺，身体自然无须用胸闷来"说话"了。

纠正胸闷就要纠正错误的生活方式

胸闷更多的是由错误的生活方式导致的，改善胸闷就要纠正错误的生活方式，具体来讲，就是要挺胸！要扩胸！

挺胸、扩胸时胸腔会增大，这时候，肺也开始舒张，之前闲置的肺泡重新充满气体，氧气交换增强。所以，出一口长气的时候，心情多会变好，即便糟心的事还在，你也会有焕然一新的"重启"感觉，因为供氧增多，身体的"快乐激素"就会加快分泌，幸福和欢愉油然而生。

挺胸、扩胸的同时，胸部的经络舒展了。除了大家熟悉的与情绪、与乳腺相关最密的肝经，还有足阳明胃经。中医讲，胃是"水谷之海"，身体所需的气血由这里生化，胃经瘀阻，气血不能为身体所用，就会变成致病的"废物"。所以，预防乳腺疾病，特别是乳腺癌，除了要控制体重，不要让"高地"过"高"，还要让经过"高地"、负责给"高地"供能的经络保持通畅。

乳腺癌是现在中国女性的第一高发癌症，曾经有传言说，现在乳腺癌高发，与文胸的使用有关，意思是文胸对胸部束缚过度。其实，任何一种癌症都是由综合性因素造成的，这也是癌症难以预防和治疗的原因。文胸束缚只是乳腺癌的诱因之一。事实上，现在女性受到的约束，不只是身体上的压抑，心理的不舒畅，更是绝对不能小视的。

束缚其实是个广义概念，所有违背生理机能的事情都是对乳房这个"高地"的束缚，既包括过紧的文胸，又包括长时间的含胸、伏案，还包括所愿未遂的郁闷。金元时期的名医朱丹溪这样描述乳腺癌的形成："妇人不得于夫，不得于舅姑，忧怒郁遏，时日积累，脾气消沮，肝气横逆，遂成隐核，如鳖棋子，不痛不痒，十数年后，方为疮陷，名曰：乳岩。"

就是因为意识到了这个问题，要减轻胸闷，以及与胸闷同时存在的其他胸部疾患，纾解郁滞是中医治病的关键，这就必须提到"逍遥丸"了，它是疏肝解郁的基础方，尤其适合月经前乳房胀痛严重的人。因为经前是肝郁高发的时段，"逍遥丸"纾解肝经的功用，就能让身体"挺胸"，"高地"不受压抑。

⑭ 后背怕冷

身体说：赶紧补阳气

◎ 连背部和头部都怕冷，是身体在要求你"赶紧补阳气"

经常有人咨询我：后背特别怕冷，就算是夏天，也不敢对着电扇或是空调。还有人告诉我，头特别怕冷，秋天刚冷一点，出门就要戴帽子了。

按理说，背部和头部是身体的"热带"地区，如果连它们都怕冷，这就意味着你的阳气太虚了，身体这是在要求你：赶紧补阳气！

为什么头部和背部最不该怕冷呢？

我们是从爬行动物一步一步进化成直立行走的人的，当我们的祖先还在用四肢行走的时候，背部要面临外界的各种威胁，相比于腹部，背部被迫进化得更高级，才能始终保护腹部，保护身体的内脏。而高级组织器官与低级组织器官的关键区别，就是它们的能量需求和代谢率更高。

但是，在进化上有个铁律："进化高级者，退化在先。"相对高级的背部，一定是在腹部之前衰老的。这一点，养过猫、狗的人更清楚：猫、狗的毛色光亮，身体就健康，而这个皮毛，主要是看背部的而不是腹部的，如果等到连腹部的毛色也变坏了，就意味着病入膏肓了。腹部是相对低级的，如果身体连低级的组织器官的机能都出了问题，那就说明生命力已经到了尽头。老年人、病弱之人，即便临终前，腹部的皮肤也是白皙细嫩的，因为那里是低级的部位，能量需求低，生命力维持它们比较容易。

头部的大脑是身体最高级的组织，也是能耗最高的组织，大脑的重量虽然只占全身体重的2%，能量消耗却占全身的25%，这么高的能量代谢，自然是不该怕冷的。不仅不怕冷，天气热的时候，小男孩、小伙子的头上都可以冒出肉眼可见的热气。过去老北京人夏天怕上火就剃头，就是通过头部的充分暴露来降温、去火的。

这是从进化角度讲的，背部和头部是相对高级的部位，能量代谢处于高位。对此，中医更是早有论断："头为诸阳之会""腹为阴，背为阳"。

我们在遇到危险时，首先会本能地弯腰护住肚子，就是因为这里太薄弱，最需要保护。也因此，一些最怕被攻破的地区被称为"腹地"，这在强调其关键的同时，也显露了其薄弱性。在中医理论中，腹部属于"至阴之地"，是全身阴气最重、阳气最弱的部位，因此也是最怕冷的部位。过去人带孩子，就算天气再热，孩子也要穿个

"兜肚"。

但是，背部就不一样了。我们身体的两条阳经都是在背部巡行的，一条是和脊柱重合的督脉，一直从后脑向前过人中，是"总督一身之阳气"的。另一条是足太阳膀胱经，它起于内眼角的睛明穴，上过额部，直至巅顶交会于督脉的百会穴，然后沿脊柱下行，平行于督脉。之所以叫"太阳经"，就是因为这条经络是最大的阳气出处。

按理说，这两条阳经所过之处的阳气是最盛的，是最不应该怕冷的，无论是后背还是头部、鼻子，如果这些部位明显怕冷，这就意味着你的阳气太弱了，弱到连身体阳气最充足的部分都温煦不够。

◎ 你到底做了什么让阳气如此受伤？

第一个就是受寒着凉，包括饮食的寒凉，这个寒凉不仅指温度，还包括食物、药物的性质。

多年前有个养生专家，声称茄子、绿豆能治百病。当时，有很多人跟着他天天喝绿豆汤，而且是只有七分熟、泛着青色的绿豆汤，甚至冬天也照样喝。过了一段时间，北京多家中医院的医生分别收治了不少后背发冷的奇怪病人，甚至主诉说"后背像一块冰一样，又冷又硬"，各种检查却查不出问题，再细问，原来，他们都是这个专家的拥趸，已经喝这种半生不熟的绿豆汤一年多了。后背冷的症结就此找到了——绿豆是凉性的，没煮熟的绿豆凉性保留得更多。夏天阳气旺，这点凉性正好去火，但冬天，阳气已经很弱了，如果还是个本身就阳气虚的人，绿豆的凉性对阳气就是折损，日久天长地喝，这种折损就不能低估了，背部怕冷就是这么来的。

除了饮食，环境的寒凉也会折伤阳气，比如吹空调、电扇。还有些人洗澡后头发没干就睡觉了，湿漉漉的头发正好堆在颈部，而那里有身体三个受风寒的大穴，分别是风池、风门、风府，阴湿的水气从这里侵袭身体，长此以往，遇冷就头疼的毛病也就落下了。

◎ 如何补阳气、护阳气？

要想改变上述这些问题，很简单，就是补阳气、护阳气。

如果怕冷严重，到了需要服药的程度，可能就需要服用补肾阳的药物了，最常用的就是"金匮肾气丸"。可能有人会问，"附子理中丸"适合吗？因为它也是补阳的。

"附子理中丸"确实是补阳的，但是补阳的深度、力度不如"金匮肾气丸"。"附子理中丸"由附子、干姜、党参、白术组成，兼顾肾和脾，更适合以肚子怕冷为主的脾阳虚的人。"金匮肾气丸"则是以肉桂、附子配上补肾的六味地黄丸，专注于补肾，所以才能驱散本该阳气充盛的背部、头部的寒气。

除了药物，还有两个简单的办法补阳气、护阳气，一个是晒后背。这个很简单，只要不是酷夏的烈日，每天晒后背半小时。只要能坚持，这个办法的补阳效果不在服药之下，包括冬天，可以在室内，把窗户打开，衣服穿得薄一点，让日光能晒透身体，晒得微微出汗就更好了。

除了日晒，还可以采取盐熨的办法，因为盐是入肾经的，本身就有补肾的效果，很多补肾药都要用盐炒就是这个道理。可以用我们腌菜时用的大粒粗盐，二三斤用铁锅炒热后装在一个布袋子里，用这个温热的盐包温熨后背，从颈部的风池穴一直往下，一段段地温敷，盐包变凉了可以炒热再用，这样每天温熨半小时，温补肾阳的效果也不错。

像那种遇冷就头疼严重的人，后发际到第七颈椎，也就是颈部最高的那个椎体之间的部位，可以时常用盐熨，特别是觉得头疼又要发作时，及时热熨，可能会把这次的头疼躲过去。因为温热的盐能够给身体助阳，阳气盛了才能祛除寒气，阳虚寒凝的疼痛也就缓解了。

⑮ 性欲淡漠

身体说：我要节能

◎ 性欲淡漠是身体在节能，是一种身体的自我保护机制

　　没有性欲、性欲淡漠，是很多人求医的原因，他们觉得连这点欲望都没有，那绝对是大事了。的确，性欲是性功能发动的动力，没有性欲，性功能就成了摆设，他们总认为性功能是用进废退的，也是有道理的。

　　告子说"食色性也"，虽然告子不是科学家，但他对生命的理解非常准确，食欲和性欲是最基础的本能，无论人还是动物都是如此。

　　因为任何生物只要活着，毕生其实只有两件大事：一个是自己活，一个是让后代活。"食"是保证自己的，"色"是保证后代的。这两大欲念是生命最基础的欲念，但它们的保持是需要能量做保证的，性欲淡漠其实是身体在告诉你："我要节能。"

　　体质虚脱、生病或者上了年纪，总会有能量供不上的时候，能量一旦断供，重要器官就无法运转，生命就要受到威胁，这时候，身体就会"舍车保帅"地将有限的能量去保证重点，那些相对次要的、不会马上危及生命的器官功能，就要先委屈一下了。性欲就是被早早舍掉的"车"，因为生殖功能关乎的是后代，和自身

关系不大，身体得先保自身，自身足够强壮，才有可能繁衍后代。

除了性欲，人们还会用"不应期"的长短来衡量男人的性能力，这是有一定道理的。"不应期"就是一次性交之后，不能马上对新发的性刺激产生反应的时间段。"不应期"的长短，可以从几分钟到几天不等；年龄，精力、体力，以往性活动的频率、刺激的方式，以及与伴侣情感上的亲密程度，都是影响因素。

"不应"就是身体给自己留下的喘息、修复的机会，身体在自我保护了。"不应期"的长短是身体根据恢复程度而自动形成的，如果在"不应期"里或者在性欲淡漠时勉为其难，就是在打破身体自我保护的机制，就是在伤身了。

一个著名的中医肿瘤专家在一次开会时讲过一个现象：他的病人用药物调理得很好，过节过年回家和家人团聚回来之后，却总有几个病情加重的。一开始他觉得很奇怪，药也按时吃，营养也没差，家人更是照顾有加，病情为什么加重了？细问才知道，原来是回家后有了性生活，病情才加重了。

当男性的身体遇到重病或者损伤时，第一个停止的就是睾丸的生精功能，只有当身体恢复了，睾丸的生精功能才能恢复正常。虽然任何生物都以繁殖为天职，但这个天职一定要在保证自身健康的前提下完成，一旦天职和生命之间发生矛盾，身体会为了自身的生存而断掉天职，男性在体弱状态时精子不生，就是断掉天职的结果。

疾病状态或者身体虚弱时勉强开启性功能，其实就是在和生命争夺有限的资源。一般来说，这个资源很难抢过来，就算借助药物强行抢来了，强行成功了，也会像前面说的会加重疾病，使体质变得更弱。从这个意义上说，性欲淡漠、性功能低下，以及玩笑时说的"微软"，既是病状，也是身体在自我保护。这意味着你的身体已经没有充足的"余粮"了。

性冲动是需要性激素诱发的，性激素如果不能正常分泌，性冲动就要受到影响。而性激素的合成是需要蛋白质和脂肪的，答案也就来了：这个人如果营养不良，体内的蛋白质、脂肪太少，性激素的合成就会减少，性欲就会有所降低。如果营养并不缺乏，但身体利用、合成的能力不行，也会影响性冲动。还有一个原因是，大脑能量是守恒的，一种冲动过度，就要分流其他的冲动所需的能量。

要降低欲望、要静心，一些人会选择吃素，因为素食中蛋白质和脂肪的含量都相对较低。

而现代性欲低的问题，很多并不是因为性激素分泌少，而是性欲发动时所需的能量让位于其他了。

◎ "心结"所致的"思劳"，轻的会伤脾，重的会伤肾

　　我们如果一直对一件事冥思苦想，这件事在大脑中就构成了一个"兴奋灶"，这就是我们说的"心结"。"兴奋灶"的神经不断发出冲动，能耗非常大，其他神经冲动的能量就被它夺走了，其中就包括性冲动所需的能量，性欲也就因此降低了。压力越大、心结越多的人，越容易是无欲、无性的人。之所以性欲低在女性中更多见，一个是因为传统文化的约束，女性心思又细密，早早形成了"心结"，就此分流了性欲所需的能量；还有一个原因就是女性的身体大多是比男性弱的，她们性欲的发动更容易缺少能量。为什么有的人换了性伴侣、换了环境，性欲就恢复了？因为这时候的他们是轻松的，既往的"心结"解开了，能量得以省下来留给性冲动了。

　　这种"心结"在中医中叫作"思劳"，"思劳"轻的会伤脾，重的会伤肾。

　　伤脾，简单讲就是影响营养的消化吸收。过度用脑或者情绪很坏时，不可能胃口好，因为胃肠是人体的"第二大脑"，对精神压力非常敏感。长期用脑的人往往偏瘦，过去的书生都是"手无缚鸡之力"的，就是因为长期用脑、情绪敏感，中医叫"思劳伤脾"，影响了营养的消化吸收。伤肾则是脾虚日久、久病及肾的结果，也是用脑过度的直接后患。因为中医的肾生髓，脑为髓之海，肾

是身体能量的根基，中医治疗性欲淡漠、性功能不足，多是要补肾的。

◎ 肾虚分肾阴虚、肾阳虚，以及肾精虚

肾精是身体的"库存"，肾精可以化为两个东西，一个是对机体有温煦、激发作用的肾阳，一个是对机体有滋润、抑制作用的肾阴，肾阴和肾阳相反相成，它们平衡了，人就健康了。

再形象一点说，人活着是燃烧的蜡烛，肾精是下面的蜡，肾阴、肾阳共同决定了上面的火苗。要想火苗能旺盛且长久地燃烧，绝对不能只在火苗上做文章，而是要补蜡，就是要补肾精。一个人库存量大、肾精充足，只是缺少点亮火苗的能力，就可以用补肾阳的药激发一下。比如一个大白胖子，营养过剩，但特别怕冷，就是纯粹的肾阳虚。他的肾精也许能经受住更旺的火苗的消耗，但即便如此，也不能单纯且长期地补肾阳，因为火苗过旺，早晚会殃及蜡，耗竭肾精。

◎ 中医补肾的良方

性欲淡漠也是分阴虚、阳虚的。性欲淡漠、性功能低下的同时

人很怕冷，肾阳虚的可能性大；如果怕冷的情况不明显，但是腰酸
腿软明显，肾阴虚、肾精虚的可能性就大。但无论是哪种，都要以
补肾精做基础，比如服用"左归丸""右归丸""锁阳固精丸"等
药物，都是在补足蜡烛的基础上挑亮火苗。

"左归丸"是在"六味地黄丸"的基础上加了龟板、鹿角胶、
菟丝子，补阴精的力量比"六味地黄丸"要强。"右归丸"则是在"左
归丸"的基础上加了附子、肉桂，它与"左归丸"的区别类似"金
匮肾气丸"与"六味地黄丸"的区别，"右归丸"的温补力量比"金
匮肾气丸"更强，用于肾阳不足导致的腰膝酸冷、阳痿遗精、尿频
而清。"锁阳固精丸"里的补药很多，不仅补肾精，还对精关"严
防死守"，节流和开源并重。

在补肾阳的药物中，有很多动物类的药物，比如鹿茸、鹿鞭、
海狗肾、鹿角胶、海龙胶等，它们被称为"血肉有情之品"。能和
人类有情感交流的，一定是与人这个物种的距离比植物要近得多的。
它们更容易被人体"照单全收"，所以动物药比植物药在进补上效
果更好，而且这些"血肉有情之品"一般是补肾阴、补肾精的，通
过把蜡补足，使火苗变旺，客观效果上是阴阳双补的。

⑯ 坏心情

身体说：其实是我不舒服

◎ 身体不好会从心情上显现出来，甚至是身体不好的报警

　　现在这种压力下的生活，谁都难免心情不好，各种心理咨询、心理治疗也越来越多，很多人甚至自己学心理学，既能给别人咨询，还能开解自己。但事实上，心情不好绝不都是心理问题，因为人是有情感的动物，身心是一体的，也是互相影响的，坏心情能损伤身体，反过来也一样，身体不好会从心情上显现出来，甚至是身体在报警，告诉你："我不舒服了。"

　　就此，我先讲两件事。

　　北京市有个老领导，因为看了我的书特意联系到我，要向我咨询健康问题。见我前一周多，他刚因为心梗做了心脏冠脉支架手术，手术很成功。这个老领导平时除了看书和运动，没什么其他爱好。他每天都要在跑步机上运动两个小时，一天不运动就觉得难受。他找我的原因之一是做了心脏支架手术后体力不好，不能运动了，心情变得很坏。

　　习惯了运动的人，会迷上运动带来的快感，停止运动时对心情会有一定影响。但是，这个老领导不是，他咨询我的所有问题都带

着强烈的担忧和畏惧，他非常担心不运动身体会变坏，身体变坏心
脏病就要复发，就要再做支架，更直白点说，他非常怕死。

　　一个一生豁达的人，为什么会突然变成这样？这种感觉绝对不
是空穴来风，就在和我见面后不到一个月，他居然再次因发生心梗
入院，但这次没能抢救过来……

　　有个朋友长期旅居新西兰，有一年回国，他请大家吃饭。但在
饭桌上，他先是指责服务员上菜慢，而后抱怨来之前的快递没送货
上门，再就是埋怨一个多年没见的朋友……总之，他牢骚满腹，把
大家都弄得不痛快，大家只是出于礼貌，谁也没说什么。

　　吃完饭后没几天他就回新西兰了，到了那儿就开始发烧，而且
一直不退烧，去医院检查，才发现是肺癌，而且是中晚期了。发烧
是因为已经有了胸腔积水，继发感染了。这时候大家才纷纷说起那
天他的坏情绪、坏脾气，而以前的他并非如此。

◎ 为什么坏情绪、坏脾气后面，会跟着一种要命的疾病呢？

　　坏情绪和坏脾气有时是病状之一，身体通过敏感的感受，已经
把不适上传给了大脑，直接影响了产生感情的大脑皮层，坏情绪就
这样出现了。

　　这种感觉在最初很细微，细微到不能言表，甚至医学不能找到

明显的物质基础，人们因此很容易把这种不开心简单地视为思想问题、感情问题、心理问题。事实上，一个身体非常健康、很有活力的人，一定总是乐呵呵的，心情总是舒畅的，除非遇到特别重大的事件。这一点，我们可以看看小婴儿。

　　婴儿的敏感度远远超过大人能感受到的东西比成人要多得多，因为很多身体的感受在婴儿阶段还没有退化。但婴儿还不会说话，哭是他们唯一的表达方式。一个健康的孩子是很少哭闹的，有经验的儿科医生或者母亲从孩子的不哭不闹就可以判断这个孩子的身体没什么毛病。相反，身体弱的孩子，即便是出生时的各项指标都在正常范围内，也会经常用或大或小的声音，很长时间地哭闹，这是他们表达身体不舒服的唯一办法。

◎ 情绪波动很有可能是身体出问题时的预警

　　胸痛是一种常见的现象，胸痛的原因有很多，从胸膜炎、气胸、肋间神经痛，到能要命的心绞痛等，怎么区别呢？

　　医学上除了形象地描述不同疼痛的性质之外，还有一个关键的指标：心绞痛的时候，病人自己有"濒死感"。

　　"濒死感"是什么意思呢？就是这个人在胸痛的时候，冥冥之中感到死亡将至，产生从未有过的恐惧感，特别担心自己的生命安危，而这种情绪，在肋间神经痛的时候是不可能产生的。心绞痛的病人从心理上都能觉出：这次胸痛来者不善。

由此可见，人的心理变化、情绪波动，未必只是心理和情绪本身，很有可能是身体出问题时的预警。反过来说，想解决情绪问题、让自己开心，不可能离开对身体的保养和治疗。也就是说，开心是要以强身为基础的。

"无病呻吟"其实是身体虚损的结果

有个成语叫"无病呻吟"，形容的是人没事找事，它们很容易被归结为心理问题。其实，这些人不是"无病""没事"，而是因为身体弱了，不像强壮时那么能耐受痛苦，是因为说不清楚的痛楚而"呻吟"。

疼痛的感觉是神经传递给大脑的，传导疼痛的神经有两个系统：一个系统进化程度低一点，负责传递慢性的疼痛；另一个进化程度高的系统，可抑制疼痛信号的传递，甚至可以说有点止痛的效果。

生物进化有个规律，越是进化程度高的器官和组织，退化就也越早。所以，上了年纪、身体虚弱时，这种自带的"止痛系统"会较早地失去功能，能传递疼痛的低级神经就成了主导。于是，慢性的、弥漫性的疼痛开始出现，身体对疼痛的敏感度也随之升高，身体好点、年轻的时候感受不到的疼痛，现在可以明显感觉到。"呻吟"其实是身体虚损的结果！对于这种隐隐的，查不出原因，又影响身体感受乃至心理情绪的疼痛，中医辨证为"不荣则痛"，是血虚不能濡养经络导致的。在西医医院，这种"无病呻吟"的病人可能就被打发到心理科甚至精神科去了。

我说个《伤寒论》的方子，它也是一种美味的汤料，就是"当归生姜羊肉汤"。当归9克、生姜15克，用这两味药炖一斤羊肉，炖熟后吃肉喝汤。张仲景用这种好吃的肉汤来治疗血虚导致的腹痛，以及产后的腹痛。其中当归和羊肉补血，生姜把这些补血药助推到疼痛的肌肉或者体表。

这个止痛的原理也是"小建中汤"的方意，现在药店里能买到的"小建中颗粒"就是它的冲剂剂型。我经常推荐它给身体不好又到了更年期的女性，喝了心情会好很多。"小建中汤"的功效是"温中补虚，和里缓急"，"急"就是拘急疼痛的意思，桂枝、芍药、饴糖、大枣能补血，通过补血来"和里"，使内里不血虚，"不荣则痛"减轻了，身体舒服了，心情也就痛快了。

第二种　病状类

1 肚子胖

身体说：这里很冷

◎ 肚子上的脂肪越厚，内里的虚寒越严重

很多人肚子很大、腰围超标，虽然其他地方胖得不明显，但肚子先"挺身而出"了。肥胖不利于健康，这种"中段胖"则是肥胖中最糟糕的情况，与之相关的一般是血糖、血脂、血尿酸高的问题，医学上称为"代谢综合征"，肚子胖是很多慢性病乃至致命疾病的起因或表现。

因为这些病能要命，所以身体在很早之前就在说话了，肚子胖就是身体说的话，它提示你："这里很冷！"

以前没有冰箱、冰柜的时候，冰棍都是由小板推着小车沿街叫卖的。为了不让冰棍化掉，小车上都有一床厚厚的棉被，冰棍被放在棉被下面，隔绝外边的热气，就不容易化了。

天气越热，冰棍车上放置的棉被就越厚，这样内外的热量交换才能被控制住，隔温效果才越好。身体的"棉被"就是我们体内的脂肪，内里越冷，越怕散热，就越要用厚厚的脂肪保住仅有的热量。

身体的器官、组织必须在 36.5 ℃左右的体温下才能发挥生理功能，一旦体温低于该值，各种生物酶就会失去活性。我们吃了冷的食物会不消化，就是因为在体温低时，生物酶会失活，消化功能减弱了我们也就食积了。保温是身体各种生理功能中的重中之重，腹部逐渐变厚的脂肪就是为了保温，肚子上的脂肪越厚，一个人内里的虚寒就越严重。这种人，阳虚的可能性很大。

◎ 通过提高代谢率来，瘦肚子才是内里虚寒的根治之法

既然是肚子胖，那就节食减肥呗！但很多时候，问题就出在减肥上，如果节食伤了阳气，只要停止节食，你的肚子马上就会胖回来。这里因为内里虚寒的问题没根治，身体依旧会用"胖肚子"来说话、

来御寒。

我有个在美国的表哥，因为胖而打鼾严重，已经有睡眠呼吸暂停的问题，睡觉必须戴呼吸机了。为了保命，他决定减肥，而且减得特别狠，只吃蔬菜，很少吃肉，更是一点不吃主食，于是很快就瘦了下来。但是随之他就出现了怕冷的问题，他觉得只是因为脂肪少了，其实不尽然，脂肪的作用只是保温、隔热，他住的地方四季都很暖，他却仍旧怕冷，就是因为他的代谢率太低了，内寒了。

我们的身体很聪明，会随时与外界的改变达成平衡，你过度节食，摄入的热量不足，身体为了调整平衡，就会降低代谢率来减少消耗，非此生命就难以为继，怕冷就是代谢率低的表现。代谢率一旦下降，再回升到原来的状态，可就需要时间了。你如果想一直瘦下去，唯一的办法就是坚持节食，不过一旦稍微多吃，低代谢率无法代谢增加的食物，体重马上就会反弹。从这个角度上说，单纯的节食减肥是饮鸩止渴，只有通过提高代谢率来减肥，包括瘦肚子，才是内里虚寒的根治之法。

怎么能在节食的同时保证一定的代谢率？一个是保证饮食中的蛋白质摄入，一个就是运动。因为蛋白质是肌肉的合成材料，肌肉中的线粒体可以把脂肪转化为热量，所以肌肉多，而且经常活动肌肉的人，代谢率就高。

◎ 中医调理阳虚的良方

肚子很胖的人，你如果再细问，他们可能还会告诉你，他们虽然胖，但是肚子特别怕冷，稍微吃点冷的，或是遇冷风，马上就会泻肚。这就是阳虚，具体一点说是脾肾阳虚。除了需要注意饮食和加强运动，还需要借助药物，而减肥与治疗泻肚，在中医里是同一个立意，都是要温补脾肾之阳。

最具代表性的药物有两个，一个是"附子理中丸"，一个是"金匮肾气丸"。

"附子理中丸"针对的是虽然胖，但肚子特别怕冷，遇冷就泻，或者常年大便不成形，大便几乎没有臭味的症状。这些症状意味着身体的火力太弱，浓缩水液和腐熟水谷的能力低下，在中医讲是"下利清谷"，食物吃进去后甚至会原样排出。

"附子理中丸"里面的人（党）参、干姜、白术，是健脾力量最大的温性药物。脾气虚的人会吃"人参健脾丸""香砂六君子"，但当脾气虚到最严重，发展到脾阳虚、肾阳虚时，这些单纯健脾气的药的力量就不足了，"附子理中丸"就是在这时候用的，因为其中有干姜。干姜是比生姜热性大的温补脾肾之阳的药物，附子则是入肾经温肾的。所以，"附子理中丸"比"人参健脾丸"的热性大得多，适合没有火力，中下焦虚寒的病状。

"金匮肾气丸"也能减肚子，它适合的是肚子胖大，但腰腿很怕冷的人。腰腿是肾经所管的，这个药就是温补肾阳的，而不像"附子理中丸"主攻消化系统。

这两种药物吃进去之后，除了会缓解下利清谷的症状，不会遇冷就泻肚，怕冷的问题也会减轻。很多人甚至会感觉肚子小了一点，这就是身体代谢率提高、消耗了脂肪的结果。因为代谢率提高了，内脏的火力旺了，身体就不用再靠脂肪这个"厚厚的棉被"来隔温保温了。也就是说，肚子变小、腰围变小的时候，也就是你重振肾阳、恢复青春的时候了。

提高身体代谢率不只是为了身材好看，更是为了避免患病，因为肚子上的脂肪是最危险的，这些脂肪离肝脏很近，最容易进入血液使血脂升高。血脂随着血流遍及全身，会导致动脉硬化的发生。

人上了岁数血脂都会升高，因为代谢能力不足了。如果你是胖子，还主要是胖肚子，就会比别人老得早，肚子胖就是身体在对你说："我早衰了！"从这个角度说，减肚子就像返老还童，而中医补脾肾的药物其实就是抗衰老的药物，它们是通过加快代谢让身体恢复活力的。

2 舌苔腻

身体说：垃圾有点多

◎ 在中医里，舌苔腻是诊断体内有湿气的证据

中医看病一定要看舌苔，这是望、闻、问、切四诊合参的指标之一。舌苔是身体最直接也是反应最快、最灵敏的指标。不同的舌苔表现身体内里的不同情况，其中的舌苔腻最常见，大家自己就可以辨认：舌头上有一层苔，很厚腻，可以是白腻，也可以是黄腻，看上去就不干净。这就是身体在告诉你："垃圾没清理出去"，"体内有点脏。"在中医里，舌苔腻是诊断体内有湿气的证据。

中医所谓的"湿"，就是该代谢出去但又没及时代谢出去的废物。为什么没能及时代谢出去？原因有两个。一个是你吃进去的东西超过了身体的代谢能力，比如一顿干掉了多个炸鸡腿，或者一口气喝了很多甜饮料，超过了脾胃的运化能力，就会生湿。

多年前，我所在的中国中医研究院发过一次饮料，是南方水果做的，很甜。那时候饮料还很稀罕，算高级的零食，有个同事的孩子放学回家一口气喝了五六瓶，结果他第二天没能去上学，发烧了。虽然是低烧，但整个人没力气，一点胃口都没有，舌苔非常腻。

幸而身在中医研究院，身边都是名中医，一个小方子就帮他解

决了问题。这个小方子用的是健脾化湿的药，孩子吃了两天，烧就
退了，胃口也恢复了。这个药相当于"外援"，帮助身体把超过脾
胃负荷的"垃圾"清运了出去。

　　化湿一定要健脾先行，这里就要说到湿气产生的第二个原因了：
代谢率太低时，就算没有这么贪嘴，也很容易代谢能力不足。这种
人说不定什么时候就生湿了，就开始舌苔腻，防不胜防，这与他们
始终过低的代谢率有关系。代谢率就相当于中医说的脾气，代谢率
低的人很容易脾气虚。

◎ 舌头的表面很干净一般发生在胃阴虚、肾阴虚的时候

　　舌头是消化道的延伸，其上的细胞和胃肠黏膜的细胞一样，会
随着代谢而脱落。如果代谢过强，细胞更新快，舌头的角质层就脱
落得快且多,这时候是可能没有舌苔的,也就是中医说的"剥脱苔""镜
面舌"。它一般发生在中医说的胃阴虚、肾阴虚的时候。

　　造成阴虚的一般都是胃热、胃火持续的消耗，代谢率过高，促
使舌头细胞不断脱落，连形成舌苔的机会都没有。这时候，人也会
没胃口，或者吃进去不消化。对此中医要降胃火，比如用"黄连清
胃丸"；如果胃火太重，一直烧，胃肠黏膜不断更新，就要补胃阴了，
因为胃阴虚不被遏制，就会久病及肾，导致肾阴虚，出现恶变。萎

缩性胃炎后期的癌变，从中医角度讲就是胃阴虚导致了肾阴虚，这就得从肾这个层面补水，也就是滋肾阴。这时候会用到"六味地黄丸"，从中医角度讲，是通过补水清热降低代谢率；从西医角度讲，就是通过遏制代谢过程而延缓衰老进程，因为癌症的恶变就是衰老的结果。

◎ 舌苔厚腻的主因是代谢率低，进而导致脾虚湿重

　　再说回舌苔的问题。

　　如果代谢减弱，舌头表面的角化层细胞就会角化不全或脱落延迟，附着于舌表面，形成厚腻苔。如果这个时候还不控制饮食，东西就会代谢不出去，给细菌留下很好的生存机会。细菌过度繁殖，口腔的环境就变酸了，舌头表面角化上皮细胞脱落会更难，舌苔会越来越厚。

　　所以，舌苔厚腻的主因是代谢率低，这也就是中医说的脾虚，湿重则是在脾虚的基础上助纣为虐，脾虚是本，湿重是标。

　　有的人生病需要输液，他们发现，输液之后，虽然原发病可能好了，但舌苔变腻、胃口变差了。这是因为输液是一次性迅速补进大量的水，而水是需要脾的运化的。如果原本就脾虚，补进来的水运化不了就会生湿，舌苔腻就是这样产生的。这时候，中医的健脾

化湿药，比如"参苓白术丸"等，可以帮你在输液的同时保证胃口，西医的医生也会在此时借助中药调理。

当身体为湿气所困的时候，不仅会用舌苔来"说话"，其他问题也会接踵而来，首先就是食欲下降，其实这是身体在自保。

◎ 中医健脾祛湿的良方

很多人在食欲不好的时候，会吃点山楂之类的酸味的食品来开胃，这只做对了一半，酸味的食物确实可以刺激唾液和胃酸的分泌，但是消化食物光有这些可不够。有了点胃口，勉强吃进食物，舌苔会更腻，只会加重消化不良。因为没胃口是身体通过本能地拒绝食物来给自己"减负"，单纯靠酸味的食物刺激开胃，是对脾虚身体的勉强。

正确的办法不是简单地开胃，而是养胃。中医会让你喝稀粥或米汤，很多人喝几天胃口就逐渐好了，舌苔也干净了，这是因为稀粥或米汤是最容易消化吸收的，可以很快转化为血糖，"升糖指数"非常高。这对糖尿病患者不利，但对单纯脾虚的人而言可以节约身体的能量，是好事。

人吃东西的首要目的是维持身体的能量供应，血糖就是最直接的能量。"升糖指数"高的食物不劳烦太多的消化功能，不耗损过多的脾气，就能让身体获得能量，所以也是最"节能"的食物。节约了脾气，身体就有了休息的机会，客观效果上就是在健脾。吃多了、伤食了，喝几天粥或者米汤，就算不吃药，胃口也会逐渐变好，舌苔会干净，道理就在这里。

说了这么多，无非在强调一件事：舌苔腻是因为体内有湿，湿气多在脾虚的基础上产生，要想让体内变干净，去掉很腻的舌苔，就一定要健脾化湿。

能健脾化湿的药物有很多，说几个常用的中成药。

首先是以"香砂"开头的一系列中成药，方子里都含有木香和砂仁，这是能使湿气从胃肠排出的两味药。

香砂养胃丸：适合舌苔腻、食欲差、吃了会饱胀不舒服的人。

香砂枳术丸：适合舌苔腻、食欲差，吃进去的食物好像"待"在胃里不动了，胃的痞满很重的人。这种药有很好的助推胃肠运动的效果。

香砂六君丸：这是脾虚、舌苔腻的人的长期保健药，特别是患萎缩性胃炎、慢性肠炎的病人，这种药不仅能改善病状，还有预防胃肠细胞癌变的作用。

藿香正气水（胶囊）：无论春夏秋冬，只要舌苔很腻、不想吃饭，甚至有些恶心，就都可以服用藿香正气水（胶囊），它是清洁舌苔的好药。用它配"参苓白术丸"，可以治疗舌苔腻的同时喝水不解渴、喝了就尿的症状；如果配"补中益气丸"，则可以治疗舌苔腻的同时身体特别疲乏的症状。

③ 胃反酸

身体说：这里太热了

◎ 因为事关重大，身体才会以反酸来"说话"

很多人都有胃反酸、吐酸水的情况，在喝了酸奶，吃了甜食，包括面包后更重。按理说，酸奶、面包都是好消化的食物，为什么吃了还会不舒服？胃反酸其实是你的胃在告诉你："这里太热了！辣的、甜的、发酵的，禁行！"

胃反出来的酸是胃酸，能反出来显然是分泌得太多了，多出来的胃酸反流到食道里，麻烦也就来了。

胃酸是强酸，胃酸的 pH 值仅次于盐酸，身体之所以能容留强酸在体内，不仅是为了腐熟加工食物，帮助消化，还因为人体要把住"病从口入"这一关，让很强的胃酸把不小心吃进来的细菌、病毒烧死！你想想，能烧死病毒和细菌的胃酸，到了它不该去的地方，比如食道，会是什么结果？自然也会"寸草不留"的！

我们的身体只进化出了对胃酸有耐受性的胃黏膜，与胃相连的食道却没有这个本事。所以，每一次胃酸反流到食道，就是对食道黏膜的烧灼损伤。频繁受伤，食道黏膜就要频繁地修复，修复次数越多，出错的可能性就越大，一旦修复出错，细胞就会癌变，很多癌症都是由慢性炎症转化来的。长期的胃食管反流，是可能诱发食道癌的。因此，现代医学对此非常重视，很多医院甚至建立了"胃食管反流"专科门诊。

◎ 为什么胃好端端的会反酸呢？

因为胃酸分泌得超过了它消化食物时需要的量，中医说"气有余便是火"，气就是功能，分泌功能过亢就要上火，这时候再吃酸、甜、辣的自然会反酸，因为这里火上浇油。

什么时候会过多分泌胃酸？一定是遇到难以消化的食物，比如脂肪含量高的、过甜的、刺激的，这些食物在胃中停留的时间要比容易消化的食物长，一进到胃里，胃马上察觉到"重任"来了，就开始加班分泌胃酸，好尽快腐蚀消化，让它们进入肠道。

所以胃反酸的人，大多有不良的饮食历史，很多人就是吃多了或者吃了不舒服之后开始反酸的。后来，就算他们改了暴饮暴食、饮食油腻的习惯，胃酸分泌的平衡点也已经被调高了，胃肠在消化时已经习惯了"杀鸡用宰牛刀"，因此，在之后的很长一段时间里，胃仍旧很容易反酸。

还有的人觉得很冤，他们的饮食一直很精细，不吃油腻刺激的，胃也没接受什么"重任"，但还是反酸，这就要考虑情绪因素了。

胃肠是人体的"第二大脑"，之所以有这个称呼，是因为胃肠对情绪的敏感性在所有器官中仅次于大脑。我们听到了坏消息，就算到了饭点，就算之前已经饥肠辘辘了，也会瞬间胃口全失，甚至觉得胃里堵得慌。

情绪刺激让身体如临大敌，容易让胃产生错觉，以为又来"重任"了，加快胃酸的分泌。这是身体的本能反应，在医学上称为"应激"。现在患胃食管反流的人多，就是因为精神压力大的人在不断增多。

既然是胃酸分泌太多了，抑制胃酸分泌不就能解决反酸的问题了吗？的确，这就是现代西医治疗反酸的常用办法。但问题是，反酸是身体在"说话"，在告知你"胃里太热了"，抑制胃酸分泌等于让身体"封口"，身体"说话"的原因并没有被去除，抑制胃酸的药物停用，胃不再被"禁言"，就又会开始以反酸的办法"呐喊"了。

◎ 中医调理反酸的良方

要想让胃与身体相安无事，就要去除反酸的原因。一要调整饮食，二要安抚情绪。

既然胃里已经很热了，我们对酸的、甜的、辣的这些刺激性的食物就要有所节制，因为这些食物是热性的，会让胃按"如临大敌"去处置，胃酸分泌就会多。而清淡的、软烂的，甚至没什么滋味的食物，胃对其可以平淡以待，自然不用动用过多的胃酸。

除了饮食，中医治疗反酸一定要健脾、和胃。其中，健脾容易理解，因为胃的负担重，健脾药比如白术、陈皮之类的，可以帮助分担。和胃，其实就是与肝讲和，让肝不再"欺负"胃。

中医的肝对应木，肝的秉性和木一样，是宁折不弯的，所以肝最怕的就是郁闷，郁闷就要肝郁，肝郁没处宣泄就要憋出火、憋出热。在五行中，木克土，脾胃就属于土，肝郁憋出的热就要迁怒于脾胃，让脾胃生热，典型表现就是胃反酸。反酸的人时常能觉出胃的烧灼，确切的说法叫"嘈杂"。《黄帝内经》说："诸呕吐酸皆属于热。"要减轻这种热，必须从肝郁的源头入手，中医对此有种专用药，就是"左金丸"。

"左金丸"里只有两味药，一个是清胃火的黄连，一个是能疏肝解郁的吴茱萸，黄连的用量是吴茱萸的 5 ~ 6 倍。用黄连不仅因为它能清胃火，还因为肝克脾，脾胃是肝之子，肝郁的时候，通过泻其子，对肝郁也有疏解作用。再加上吴茱萸的疏肝之力，虽然才两味药，对反酸却标本兼治了。

除了左金丸，药店里还有一种药叫"加味左金丸"。

它是在左金丸的基础上，增加了大量的疏肝药物，针对反酸，而且肝郁病状明显、脾气暴躁、时常气得胃疼的人。"加味左金丸"不仅能治酸，还有更显著的和胃效果。

4　长出气

身体说：肺泡瘪了

◎ 叹气也是中医辨证肝郁的指标之一

我上学的时候上晚自习，时不时会下意识地出口长气，我身边的同学说，每次听到我叹气都觉得："这是有多大的愁事呀！"当时我也很奇怪，明明没什么憋屈的事，不知不觉怎么就叹上气了？

后来学了医我才知道，这种下意识的叹气任何人都会有。有美国研究者做过统计，一般人5分钟就会叹气1次，1小时会叹气12次，只不过因为自己没注意，或者没有像自习室那么安静的环境，叹气的时候并没被感知罢了。

去看中医时，病人很多时候会告诉医生自己喜欢长叹气，叹气是中医辨证肝郁的指标之一。那么，叹气到底是不是病呢？我们先看看，人为什么会叹气。

　　我们的肺里有5亿个小肺泡，每个肺泡都是一个小型的"湿气球"，这些肺泡摊开的表面积有一个网球场那么大，就是为了最大限度地完成氧气和二氧化碳的交换。但肺泡平时并不都工作，当你安静地坐着的时候，需氧量低，有些肺泡是闲置的，时间长了它们就会自己塌下来变瘪，不能再完成气体交换，这是很糟糕的。

　　但幸运的是，这种情形通过氧气和二氧化碳浓度的变化先被大脑感受到了，它很快就会做出调整，启动一种比平时更深的呼吸，为的是让马上就要瘪了的肺泡充满比正常呼吸更多的空气。

　　所以，叹气是身体的本能，如果说叹气是身体在说话的话，那么这句话的意思就是："要起来动动，调整呼吸了。"

◎ 有两种情况下的叹气是不能被当作身体的本能来对待的

　　叹气确实是疾病的一种表现，有两种情况下的叹气是不能被当作身体的本能来对待的。一种是孩子，特别是年岁小、不太会表达自己的孩子，经常莫名其妙地叹气，而且玩着玩着就蹲下，明显体力不支。

　　这时候，家长要想想，之前一两周，孩子是不是得过感冒？有没有过嗓子疼的问题？因为孩子的这种叹气，可能是心肌炎的表现。病毒性感冒是可以合并心肌炎的，心肌发炎、氧气供应不好了，身体会本能地通过加深呼吸来摄取氧气，这个时候，孩子的体力自然跟不上，就会叹气。孩子玩着玩着就蹲下来休息，家长心里要有根弦，必要的时候带孩子到医院检查，明确诊断后不要让其过量运动，让发炎的心脏肌肉充分休息，心肌炎一般可以自愈。

还有一种情况的叹气是需要干涉的。中医有个症状叫"善太息"，就是即便不是长时间静坐，也时常会深深地叹气，而且病人会告诉医生，只有叹气之后才舒服、不那么憋屈了，这就是典型的肝郁。肝郁的叹气是身体在抱怨："憋屈！不痛快！"

◎ 肝郁导致的叹气是身体在自救

中医的肝，不单指我们得肝炎的那个肝，而是系统功能的总称，涉及身体的多个系统。这些系统功能和谐配合时，就是肝所主的疏泄，既不能疏泄不足，又不能疏泄过度。

中医的肝是"将军之官"，秉性像将军一样，而且和木对应，这些都说明中医的肝是宁折不弯的，最忌讳委屈、束缚的，一旦委屈了，就要失于疏泄。所以，关于春天养生，《黄帝内经》中有句话："披发缓形，广步于庭。"意思是开春时，衣服、头发都要宽松，不要裹得、扎得很紧，要在这样的状态下在庭院里和缓散步。因为春天是肝所主的季节，肝气在春天处于初生状态，更要保证其正常的疏泄，连衣服、头发对身体的约束都需注意。

反过来，无论是身体还是心理的委屈和束缚都会导致肝郁，而长时间静坐不动，就是对身体的一种压制，压制身体的同时，心情也不会好。所以，宅女、淑女等，性格越是内向的人，越是喜欢静坐的人，越容易肝郁，肝郁导致的叹气是身体在自救，通过长出气，让因为废用就要塌陷的肺泡重新扩张。

中医疏肝解郁的良方

叹气成为一种病状的时候，一般会伴随其他病症，比如女性的乳房胀痛、乳腺增生乃至乳腺癌，这些都是现代社会的高发病。除了饮食、肥胖的因素，让身体叹气的久坐不运动，同样是罪魁。

因为乳房是高出体表的高地，往这个"高地"供血，肯定比往平地供血要费力。如果长期在室内久坐不动，久坐时又很少挺胸抬头，就会使从胸部巡行的肝经受阻，气血不能畅行，被很好地送往"高地"。另一方面，现代人营养过剩，没有气的助推，营养吸收不了，蓄积下来就是瘀滞、痰湿，乳腺疾病就会在这时埋下祸根。西医专家在讲如何预防乳腺癌的时候，并不会强调补什么元素，而是要求每天在阳光下扩胸。扩胸在中医理论中也是很好的振奋阳气的办法，胸阳得以振奋，肝经畅通，才可以顺利地把气血送往"高地"。

　　当你总是想叹气的时候，除了吃一些疏肝解郁的药物，比如"加味逍遥丸""柴胡舒肝丸"，帮助疏通肝经，每天也最好在太阳下扩扩胸，胸闷的感觉会明显减轻。每天坚持这样做，慢慢地你会发现，自己不再像以前那么喜欢叹息了，原因很简单，通过振奋胸阳，肝郁消除了，身体便不再需要深呼吸来解郁自救了。

　　换句话说，叹气次数增加时，就是身体在说话，它在告诉你："坐得够久了，闲置的那些肺泡该开工了！"这时候，站起身，走到户外，做做扩胸等舒展运动，身体和心情就会变轻松，好像焕然一新了。

　　⑤ 便秘

　　身体说：肠道没劲啦

　　为什么肠道会没劲？

　　便秘是现在的常见问题，很多人对此的第一反应是"上火"了。

　　的确，如果你之前吃了辣的、油炸的食物，喝水又少，蔬菜水果也吃得少，平时体质很壮，这时候的便秘确实可能是因为"上火"。干燥的、热性的食物吸收了肠道的水分，身体因为缺水而"上火"，大便因为干燥而难以排出。

　　但这种情况大多是一过性的、偶尔的。更多人的便秘是常年的、习惯性的，而且平时没少喝水，也没吃上火的食物。这种便秘就是身体在告诉你："肠道没劲啦！"

为什么肠道会没劲？第一个原因是我们静坐的时间太长了。

中医讲："久坐伤肉。""伤肉"的意思就是肌肉的萎废，肌肉是用进废退的。我们的身体是由肌肉组成的，所以才叫"肉体"，久坐伤的"肉"，遍及身体各处，其中就包括肠道的肌肉。

住院卧床的病人最容易便秘，因为卧床之后运动少，肠道蠕动也会减少。久坐和卧床其实都是静止不动，只不过姿势不同罢了，现代人的动脑时间多于动身时间，久坐几乎是城市人的常态。

第二个原因是食物太精细了，纤维素太少。

纤维素除了可以帮助肠道蠕动，还是肠道益生菌的"粮食"。研究发现，身体的很多问题包括便秘，和肠道菌群失调有关，特别是抗生素的大量使用，杀死了很多益生菌。同时，食品加工技术越来越发达，纤维素少了，益生菌没有"粮食"自然无法生存，这些都导致了便秘的发生。

因为静坐过久而无力蠕动的肠道肌肉，再遇到干燥的大便，自然难以推动，便秘也就成了普遍问题。要想解决，绝对不能通过泻肚来通便，因为所有的泻药都是在"代劳"肠道肌肉的工作，特别是吃了之后能特别痛快地通便的药，比如大黄、番泻叶、决明子等，多是"刺激性泻药"，它们通过刺激肠道来排便，久而久之肠道就变懒了，对泻药产生了依赖，不刺激就不干活，这周可能吃 1 丸就能通便，下周就要吃 2 丸。依赖性的产生一定伴随着原本功能的萎废，尤其是上了年纪、身体虚弱者，服用这些能让人痛快排便的药物无异于饮鸩止渴，后患重重。痛快的泻肚过程，也会打破原有的"肠道菌群"的平衡，使更多的益生菌无立锥之地，加重之后的便秘。

◎ 中医给肠道助力的良方

既然便秘是身体在告诉你"肠道无力"了，那么根治的办法就是给肠道助力。所以，不能用泻药，而是要用补药。

对此，中医早就有个名方：济川煎。这个方子是专门治疗虚性便秘的，用到的药物包括当归、牛膝、肉苁蓉、泽泻、升麻、枳壳，以当归养血，牛膝、肉苁蓉补肾，升麻宣肺通肠，使肠道得以润滑，又有力蠕动。

我经常在这个方意之上稍做调整：生白术 30 克，当归 10 克，肉苁蓉 10 克，升麻 10 克。它就成为一种治疗虚性便秘的药茶了，因为药物少，放在养生壶里煎煮半小时就可以代茶饮。

其中，白术是健脾的。脾主肌肉，通过健脾能使肠道肌肉有力。但一定要是生白术，因为炒制过的白术燥性会增加，能吸收肠道水分，治疗的是大便不成形的情况，已经便秘的人用炒白术，会加重排便困难程度。

对年老体弱、饭量很少的人来说，单纯助力肠道还不够，还需要增加他们大便的体量，否则难以刺激出便意。所以，最好在服用这个药茶的同时配合"乳果糖"，中西医结合。

"乳果糖"是西医常用的通便药，胃和小肠不会对其进行消化分解，但进到大肠会被分解为乳酸和醋酸，使肠内容物的体积变大，干结的粪便因为吸水而变软。同时，乳酸和醋酸可以降低肠道的 pH 值，促进肠道蠕动。这样双管齐下，再配合前面说的那个给肠道助力的小药方，能明显地改善虚性的，特别是少食者的便秘情况。

我有个亲戚，80岁了，饭量很少，加上肠道无力，很难做到每天排便，而且每次排便都很困难。我让她用药茶配合"乳果糖"，但她很难坚持，因为觉得"拉得不痛快"，没吃几天就去找能"痛快通便"的药去了，一时爽快过后，便秘的情况更严重了。

这种情形很常见，他们首先犯了个错误：没有直面自己的衰老状态。

就算不便秘，排便的时间也一定会随着年龄的增长而延长。世界卫生组织曾经公布过衡量身体年轻状态的"三快"：走得快、说得快、拉得快。大便能很快排出，意味着体质年轻、肠道有力，由此也可以看出，上了年纪后的便秘是难以避免的，甚至是自然衰老的表现之一。

这样说不是为了让大家接受、忍受便秘，而是至少不要期待再像年轻时一样痛快排便，更不能为了追求痛快而用泻药。任何速效的通便药，一定是违背身体规律的。肠道变"懒"、依赖泻药，甚至患上"黑肠病"，都是违背身体规律的代价。

医学的目的是顺应、帮助身体恢复自身的功能，具体到习惯性便秘、虚性便秘，就是通过增强肠道力量，让肠道与年龄相符，由此从根本上改善便秘，这才是"听身体的话"最正确的方式。

6 长口疮

身体说：免疫力不足

◎ 长口疮不是身体真的"有火"，而是免疫力降低了

口疮很常见，人们一般会觉得这就是上火了，为此会吃去火药。

有的口疮会因为吃了去火药而减轻，但更多的是最初管用，再吃就无效了，甚至还会加重。为什么去火药不能去火？因为长口疮不一定是身体真的"有火"，而可能已经是无火可上了。再确切一点说，身体的免疫力不行时，细菌会乘虚而入，口腔作为身体最薄弱的环节，首先被攻破。所以，长口疮是身体在说话，在提示你："免疫力降低了。"

我见过好几个血液病的例子，病人开始出问题时，都以为是上火了，频繁地起口疮，后来因为起得太频繁，觉得不对劲去看病，这才查出了白细胞值太低的问题，由此发现了"再生障碍性贫血"等血液病。一些艾滋病患者，最初的表现就是发低烧和频繁地起口腔溃疡。为什么这些要命的病，最初都会反映在口腔的小毛病上呢？因为口腔是全身最脏的地方！

我们口腔中的细菌数量多达7亿，医学研究已经从口腔中分离出了700多种细菌。免疫力正常时，可以遏制住这些细菌，让它们与我们的身体和平共处、相安无事。

我们吃的东西首先会经过口腔，口腔黏膜比皮肤要脆弱，食物热一点、粗糙一点，都会损伤黏膜，好在平时有白细胞等免疫细胞的守护，这些小伤口很快就自愈了。但是，如果你的免疫力下降，这些"兵临城下"的细菌马上就会伺机而动。所以，只要你熬夜了、加班了，或者出差、旅游，总之，只要你的生活节奏有了比较大的改变，口腔就会首先出问题，口疮、牙龈肿痛，不一而足，因为在变化的生活中，人的免疫力最容易受影响。

错误去火对处于劣势的免疫力没有任何助益

口腔问题确实可以被中医辨证为"上火"，因为这是身体为了应对变化而调遣出的应激行为，代谢率和功能就此提高过度，和口腔中的细菌鏖战，就产生了火。中医讲"气有余便是火"，气指的就是功能，功能过亢就是上火了，去火药可以加速这场战斗的结束，让两边都尽快消停。去火药能起效取决于两个条件：一个是有致病菌的存在，一个是身体的免疫力足够能打。所以，去火药更适合身体壮实、年纪尚轻的人使用。

需要去看病吃药的口腔问题，多是复发的口疮或复发的牙龈肿痛，且稍微累了就发作。这时候吃去火药或者消炎药，于他们就是在缘木求鱼，出现了方向性的错误。他们是因为免疫力已经不能打了，才和细菌拖成了"持久战"，口腔问题频发，而且长时间不愈。

这时候的治疗如果还是去火，那就是帮助了敌人，因为去火药对已经处于劣势的免疫力没任何助益，甚至还会帮倒忙。中医的去火药和西医的消炎药都是性质寒凉的，过服就会伤阳气，这个阳气就包括免疫力，这也就难怪，越吃去火药，口疮就越严重了。对付这种频繁发作的口腔溃疡，正确的办法是有针对性地进补，因为病人的体质是虚的。

◎ 中医治疗阴虚气虚的良方

免疫力正常与否，取决于身体的阴阳是否平衡、气血是否充盈，失衡和不足都会导致免疫力低下。最常见的是阴虚和气虚。

阴虚的人多是身体偏瘦的，他们的心思也重，容易失眠，持续一段时间睡不好，口腔溃疡就出现了。这种人需要补阴，最适合服用的是"六味地黄丸"。气虚的人多是容易疲劳的，稍微累一点口腔溃疡就复发了。这种人需要补气，最适合的药物是"补中益气丸"。

但用这两种最常用的补药来治疗口腔溃疡时，有个特殊的吃法，不像平时那样用水送服，而是不用水，把药物直接放在嘴里含到融化，停留十分钟再喝水漱口。买的时候，最好选它们的水丸或者浓缩丸，质地更硬一些。

这样吃药有两个作用：一是药物通过口腔黏膜照样能吸收，而且吸收得更快，冠心病、心绞痛时吃的"硝酸甘油"，就是要舌下含服的；二是含服等于给口疮的创面局部上药，口服、外用兼顾了。每次口腔溃疡发作时，含服上三五天，不仅这次的溃疡愈合快，还可以推迟之后的发作，因为它们有针对性地补了身体的不足。

○ 什么情况容易导致免疫力降低，诱发口腔溃疡？

除了吃药，我们还要知道，在什么情况下免疫力会降低，容易诱发口腔溃疡。

　　首先是消耗性疾病，比如糖尿病，肿瘤的化疗、放疗，疾病本身和治疗都对免疫力有伤害。

　　其次是睡眠不足，这个更常见。睡眠是人体休养生息的机会，睡眠不足导致身体的机能受损，首当其冲的就是免疫力，口疮一般都伴随睡眠不好。再有就是情绪受挫，情绪的巨大波动也会降低免疫力。我们知道，三分之一癌症病人是被"吓死"的，就是得知患上癌症之后，精神崩溃，对免疫力构成了巨大打击，癌细胞得以趁火打劫。很多人在突然遇到事情、着急之后会起口疮，嘴唇上长单纯疱疹，都是在巨大的情绪打击之下，免疫力降低的结果。

　　因此，为了预防口腔溃疡，首先是要尽量控制住消耗性疾病的病情，其次保证足够的睡眠，减少工作量，情绪波动时，更要保证睡眠，保存体力，这样至少可以避免对免疫力的叠加性打击。

　　前面提到的两种药，也不是非要等到溃疡发作了才可以吃，如果本身是阴虚、气虚体质，应在溃疡诱因已经存在时就开始吃药，只不过这时候不用含服，而是如正常吃药一样用温水送服。

7 泻肚

身体说：肚子里有脏东西

◎ 泻肚就是身体在排毒

　　泻肚在很多人眼中算是病，肠炎、痢疾就是以泻肚为症状的。但是，就算是病，也不能以马上止泻为目的治疗，正确的办法是："让肚子泻一会儿。"因为泻肚就是身体在"说话"，告诉你："肚子里有脏东西，泻肚是身体在排毒。"

　　保持身体健康，除了要有吸收营养的能力，还一定要有清除异物的自洁能力，这点很重要。咳嗽就是要清除肺里的异物，因为肺为娇脏，这个"娇"就意味着不能容纳任何异物，所以呛水了会咳嗽，肺里有炎症、有肿瘤也会咳嗽。

　　肠道也一样。中医讲"六腑以通为用"，肠道就是中医说的六腑之一，它必须保持通畅，才能发挥正常的功能，这个"通"就包括不能让异物在其中停留，把异物通过大便推出去。肠炎、痢疾之类的病之所以会泻肚，是因为它们是病毒、细菌导致的，病毒、细菌就是异物。如果一泻肚就吃止泻药，那就等于不让身体"说话"，限制身体排毒，其后果在中医里被描述得很形象——闭门留寇，就是关门时，把小偷也关在了家里，这肯定后患无穷了。

泻肚除了报警，还有排毒的作用

大家都认为痢疾是要泻肚的，但有一种痢疾就不泻肚，或者只是轻微地腹泻，这是更加严重的一种痢疾，它多见于孩子和年轻人，发病时就是高烧，可以烧到 40℃，抽搐惊厥，甚至很快进入昏迷的状态，治疗不及时可能危及生命。医生在救治的过程中常规做大便检查时发现大便中有很多红白细胞，才会意识到是典型的痢疾指征，这是痢疾中最阴险的一种——中毒性痢疾。它阴险就阴险在一般是在发病三四天后才会有痢疾该有的样子：泻肚。

"中毒性痢疾"常见的是"休克型"和"脑型"，通过休克、高烧来告知你身体生病了，唯独不以泻肚的形式"说话"，这就是它的危险之处，因为少了一次让身体听懂的报警机会。

从这个角度说，泻肚真的不全是坏事，其除了报警，还有排毒的作用。所以无论是中医还是西医，止泻都不是泻肚时的第一治疗目的，而是要去除泻肚的病因。

◎ 中医治疗腹泻的良方

治疗腹泻时，如果是细菌感染，西医会用消炎药，只有当泻肚严重到脱水时，才会同时上活性炭这类止泻药，这是纯对症的，通过活性炭的吸附作用减轻腹泻时水液的流失。

中医还会用到清热解毒的药——中医里的消炎药，但同时更要扶正，最具代表性的就是《伤寒论》里的名方：葛根芩连汤。方中有葛根、黄芩、黄连、甘草，黄芩、黄连是清热消炎的，而葛根是升阳的，葛根的用量是黄连、黄芩的 2 倍，这就为这个方子定了调：它是通过升脾胃之清阳止泻的。

中医讲"北有人参，南有葛根"，从这个评价就可以看出葛根是个补药，只不过它不像人参那样是直接补气的，而是升阳气的。所谓"升阳气"，就是将身体的正气、阳气升举到身体所需的地方去，而腹泻就是清阳被外邪影响不升的结果，所以才会重用葛根，黄连、黄芩是在升阳的基础上驱邪的。

这个方子治疗的泻肚有以下特点：大便很臭，泻肚的时候肛门有灼热感甚至下坠感——都是湿热的表现，身体把脏东西排干净之后，腹泻自然停止。这就好比让身体畅所欲言，把想说的说痛快了，它自然就闭嘴了。

不只是肠炎、痢疾，饮食不节导致的湿热，也可以用这个方子。只要觉得大便时肛门热，大便很臭，或者虽然不是腹泻，但每天要排两三次大便，大便不成形，甚至排便前还有点肚子疼，就可以用此方。服用后，在大便恢复正常的同时，身体里的湿热也去除了。

◎ 中医健补脾肾的良方

　　是不是只要是泻肚，就不能止泻，而要让身体一次泻个够呢？

　　绝对不是。有一种情况是必须止泻的，身体此时是在告诉你："身体撑不住了，开始漏水了。"不过要通过补虚来止泻。

　　人老了，或者虽然年龄尚可，但虚寒严重，稍微吃点凉的就泻肚，这时的大便没有一点臭味，甚至能看到食物原来的样子，中医称之为"下利清谷"。西医则称之为肠道益生菌的菌群失调，最常见的就是病人抗生素吃得太多了，把细菌斩尽杀绝了。大便臭是细菌繁殖的结果，细菌多了不是好事，但一点细菌都没有更可怕，这意味着你的肠道环境已经恶劣到没有生命可以存在的地步。

　　在这种情况下，中医就要用健补脾肾的药，比如"人参归脾丸"，甚至要配合"四神丸"。"四神丸"治疗的是"五更泻"，病人每天清晨五更天的时候就要起床去泻，甚至因为这种情况根本睡不了整觉。这在中医是肾虚的表现，因为早上，特别是五更时，阳气最弱，原本就虚的肾气此时更虚，肾气控制不住大便，要马上泻肚。

　　适合吃"四神丸"的人，未必都是早上起来就泻肚，但只要是大便没有气味，每天多次，遇冷加重，吃了"人参归脾丸"还是控制不住的，就可以酌情配上"四神丸"。因为中医讲"久病及肾"，脾虚时间久了，一定会连带着肾虚，所以要同时健脾和补肾。腹泻止住，大便成形，甚至有点气味了，就是身体告诉你："虚寒改善，有点火力了，有益于身体的细菌可以在这样的肠道环境中正常生长了。"

8 喘

身体说：心肺功能不足

○ 喘是身体实在受不了才说的话

喘，就是呼吸急促。上楼、爬山或者体力消耗大时，喘是正常的，因为这时身体需要的氧气量会增加，为了满足这个需求，身体必须加快、加深呼吸。

但我们这里说的喘是一种病态，是指在氧气需求量没有增加的时候就喘了。这是为什么？唯一的可能性是肺的呼吸能力不足，只能通过加快、加深呼吸的办法来弥补，这是身体的一种"笨鸟先飞"的办法。

其实，到需要喘才能保持呼吸的时候，身体已经是受不住了，在这之前，氧气早就供不应求了，只不过人们并不自知，特别是抽烟的人。

有个现象特别有意思，这就是高原反应。一般人去西藏这样的高海拔地区都会头疼、胸闷、呕吐甚至出现更严重的反应，因为高原的氧气稀薄，高原反应是身体缺氧导致的。但有一种人很少有甚至没有高原反应，他们就是"老烟民"，不过未必意味着他们身体好。

之前我有个朋友就是如此，他到西藏之后，对那些头痛欲裂的同行的人开玩笑说："都说抽烟不好，结果我这抽烟的身体比你们不抽烟的都能扛！"其实，他没有高原反应恰恰是长期抽烟的后果，他不是不缺氧，而是没有感知缺氧的能力！常年抽烟导致了肺功有损伤，即便在平原，功能低下的肺也一直让他处于缺氧的状态中，他对缺氧早就习惯了。别人的高原反应是身体因为缺氧而"抱怨"，他的身体连感受不适的能力都没有，所以才不"说话"，没"抱怨"。

◎ 喘的时候，要警惕肺功能的损伤

说到这里，就要谈谈肺功能损伤这个问题了。

很多抽烟的人，或者有慢性呼吸道疾病的人，都担心肺有问题，会去做核磁、CT。但这些检查往往发现不了什么问题，因为它们都是查结构的，癌症、结核或者是"肺大泡"等结构上的问题，通过做这些可以被发现。但功能上的变化，从结构上看不出来。

虽然结构没问题，但这些人会发现自己走平地没事，但只要稍微爬个坡、上个楼就要喘。我见过一个企业高管，喜欢打高尔夫球，但他连爬高尔夫的果岭都喘，幸好身边有个球友是医生，提醒他去做肺功能检查，这才发现，他的肺功能只剩下一半了。他就是常年抽烟的人，每天要抽一包的量，他的肺功能是慢慢减弱的，类似温水煮青蛙，因为身体适应了，所以很难及时发现。

其实，如果知道抽烟会损伤肺功能，完全可以在生活中随时监测自己的肺功能，方法就是上楼梯。

找个三层的楼梯，以平稳的速度走上去，如果你可以一口气爬上去，中间不用停歇，就意味着你的肺功能不错；如果必须歇几次，就说明你的肺功能不好。

有的人第一次爬的时候很喘，必须歇一次，但坚持爬两三天，身体就适应了，再爬就可以一口气到头。这是长期不运动的结果，未必是肺功能有问题。但如果适应两三天之后，每次爬仍旧喘，而且越来越喘，要多歇几次，加上之前一直吸烟，或者虽然不吸烟，但最近发现体力不支，动则要喘，这就值得去医院查下肺功能了，它很可能已经出问题了。

慢性的肺部疾病，在补肺气的同时必须补肾

对肺功能的检查是无创的，简单地吹口气，就能对其做出清楚的判断。现在有一种病逐渐成为高发病，就是"肺纤维化"。最初是肺功能受损，运动后喘得厉害，但因为没有其他表现，很多人确诊得很晚，肺功能已经丧失很多了，这时治疗也变得很困难。

既然喘是身体在拼命地自救，那么一旦发生，就不能单纯地平喘，而你往往也平不了，身体的求生本能很难被遏制。应该首先去除喘的原因，比如抽烟的人马上戒烟，同时要补肺气，便宜的药物有黄芪、沙参，以及由它们组成的中成药，贵的有人参、冬虫夏草等。

如果喘息严重，喘的时候感到吸气困难，呼多吸少，这就到了中医说的"肾不纳气"的阶段，往往是肺气虚发展到肾气虚了。中医说"久病及肾"，所有疾病发展到最后不能控制，都会变成肾虚。比如年轻时可能是过敏性哮喘，但一直控制不好，年年发作，就会变成支气管扩张、肺气肿，直到慢阻肺、肺心病，这时候就一定有肾虚的问题了。因为中医所说的肾是身体这棵大树的树根，肺是大树的树叶，树叶病得严重、枯萎了，时间长了必然影响到树根，所以慢性的肺部疾病，在补肺气的同时必须补肾。

这就要用到入肾经的补气药，比如五味子、附子、肉桂、蛤蚧，中成药里的"金匮肾气丸""蛤蚧定喘丸""补肺丸"都是从补肾的深度帮助肺功能恢复的。

从树根补起还有一点很重要，就是不要让枝叶再有新的损伤，否则还会继续伤根，这里说的新损伤就是感冒。患慢性肺部疾病的人，感冒一次，肺功能就受损一次，特别是冬天受寒。随着感冒次数的增加，肺功能会不断减弱，到最后，一次感冒就足以致命。因为肾虚已经很严重，风一吹，大树就可能被"连根拔"了。

9 咳嗽

身体说：肺里有异物

◎ 咳嗽是身体本能的求救信号

咳嗽是病，很多人因为长期的咳嗽苦不堪言，四处求医。

只要咳嗽，就必须马上止咳吗？在讲咳嗽之前，我先给大家讲个故事，一个非常遗憾的故事。

这是一个患扁桃体癌的病人，几年前就确诊了，但因为癌症恶性程度不高，只需定期复查。又到了复查的时间，那时"新冠"疫情刚开始他准备住三天院，查完了就回家。

这次复查还是一切正常，只是嗓子有点不舒服，为了免除后患，他主动让医生局部对症处理了一下，谁也没想到，就是这次对症处理的小手术，居然要了他的命。

虽然是小手术，但因为在嗓子附近，按照医疗惯例是要全麻的，他也接受了全麻。结果，手术中突然出血，血块呛进了咽喉、气管和肺，他窒息而死。

我们平时喝水、吃东西也会被呛到，但很少有人会被呛死，因为我们一旦呛到就会本能地咳嗽。但全麻时，气管的肌肉被麻醉了，是彻底松弛的，人没有了咳嗽的能力，血液或者异物就不能及时排出，他就是这样被自己出的血憋死的。这也是为什么在"无痛胃镜""无痛拔牙"等全麻手术前，医生会跟病人强调绝对不能吃东西！因为食物可能会反流上来，一旦反流到气管，被麻醉的人没有咳嗽的能力，气管就会被堵塞，人就会窒息。

⊙ 咳嗽是身体在说话，治疗时不能单纯止咳

讲上面这个例子是想强调：咳嗽其实是身体的一种自我保护。如果你还有咳嗽的能力，就意味着身体还能"说话"，还能通过咳嗽告诉你"气管、肺里有异物，身体要把它排出去"。如果人连咳嗽的能力都没有了，那体质往往已经很弱，病情很重了。比如老年人在肺部严重感染时也可能很少咳嗽，从中医角度讲，这是因为他们的正气太虚了。

既然咳嗽是身体在说话，单纯止咳就是生硬地让身体"禁言"，这是违背生理规律的。除非咳嗽已经严重到影响生活了，比如咳得不能入睡，或者咳得血压都升高了，甚至咳嗽太剧烈、震动太大，

诱发脑出血。这时候可以用些止咳的药物对症治疗，除此之外，一定要针对咳嗽的原因进行治疗。中医止咳一般是"化痰止咳""润燥止咳""宣肺止咳"，痰、燥及肺气不宣就是咳嗽的原因，要在消除原因的同时止咳。

感冒时，咳嗽痰多而黄，就是肺热导致的，要用"急支糖浆""羚羊清肺"这类清热化痰的药，痰化掉了，气管里没有了异物，咳嗽自然就止住了。

再比如感冒初期，想咳嗽咳不出来，浑身发紧，没有汗，这是因为表气被闭住了，这时候要用"感冒清热颗粒"或者"通宣理肺颗粒"这类宣肺的药物，把被束缚在体表的寒气散出去。肺开窍于皮毛，毛孔开了，肺气得以宣散，身体多了说话的渠道，也就没必要让肺靠咳嗽来"发声"了。

还有天气干燥导致的咳嗽，是因为呼吸道黏膜缺水受损，稍微受点刺激就会咳嗽，这时候要用"养阴清肺糖浆"这类润肺的药物修复呼吸道黏膜，黏膜完好了，一般的刺激也就不会引起咳嗽了。

中医治病养生讲究避寒凉

除了以上这些，还有一种很多人想不到的情况。就此，我再讲一个病例。

　　有个非常著名的歌手，在准备开演唱会时咳嗽严重，一首歌都
不能完整地唱下来，吃了不少药也没起效，他找到我大学同学、中
日友好医院中医科主任张纾难。张主任在详细询问后发现，这个歌
手每天都喝冰啤酒，即便不是夏天也时常如此，他嘱咐歌手，马上
停掉冰啤酒，如果一定要喝酒就改为白酒，同时为他开了一个治疗
咳嗽的猛药：小青龙汤。

　　这个歌手按照医嘱忌了一周的冰啤酒，吃了一周的药，咳嗽明
显减轻了，又过了几天，终于可以完整地唱完一首歌了。很显然，
他久咳不愈，罪魁祸首就是冰啤酒。

　　我在朋友圈发了这个成功的案例之后，很多"酒鬼"跑出来点赞，
发表他们自己的"经验之谈"：喝冰啤酒之后的第二天特别容易咳嗽，
但如果喝白酒就没这样的问题。其实，不光是冰啤酒，很多家长也
有类似的经验，孩子只要吃了冰激凌，第二天就会开始咳嗽，这个
时候中医就会说是寒凉折伤阳气了。

　　"折伤阳气"到底是什么意思？人体各个部位机能正常，必须
以体温正常为前提，一旦体温下降就会消化不良，因为消化酶必须
在正常体温下才能发挥生物活性。同样，体温降低时，血管会收缩，
咽喉部黏膜的供血和供水就会变差，黏膜缺血缺水就要受损，稍微
有点刺激就会咳嗽。

　　凡此种种，都是寒凉惹的祸，喝冰啤酒、吃冰激凌之后咳嗽，

就是身体在说："这里温度太低，血管收缩了。"

中医治病养生的基础要求并不高，避寒凉是重要的一点，同时应消除寒凉的各种后患。至今都是中医临床模板的《伤寒论》，并不是治疗感冒的专著，却以"伤寒"命名，就是因为张仲景发现，寒凉可能是所有疾病发生的重要诱因之一。而之前张主任开出的"小青龙汤"，就是《伤寒论》中的名方，用到了性质温热的麻黄、细辛、干姜、桂枝，配上芍药、半夏、五味子，其中几乎没有一味止咳药。它不是生硬地抑制咳嗽，而是祛除冰啤酒蓄积的寒气，使周身和暖、血管充盈、气道黏膜供血供水充足，身体也就没必要用咳嗽的方式"说话"了。

⑩ 血压高

身体说：供血不足

降压药只是让身体不"说话"，未必解决得了让身体"说话"的根本问题

高血压属于慢性病，如果去看医生，医生会提示你：最好终生服药。

很多病人一听就害怕了：终生？会不会有依赖？会不会越吃越

多？会不会有副作用？

　　这些担心是情理之中的，毕竟"是药三分毒"，居然要靠它度过一生！但大家又不敢不遵医嘱，否则身体就会给你颜色看：只要停药或减药量了，血压就又高了。

　　但是，吃药之后是什么感觉呢？经常有病人这样抱怨："血压是降了，但还是难受，甚至比血压高的时候还要难受。"为什么会这样？因为血压升高是身体在说："有些部位供血不足了。"而降压药只是让身体不"说话"，未必解决得了根本问题。

　　人必须保证身体各个部位的供血，缺血就会出问题。比如，冠心病就是心脏血管堵塞导致的心肌缺血，脑中风可能是脑供血不足。有一种中风名字叫"低灌注性中风"，就是血液没灌满脑血管，没能把血管撑起来，血压低，供血不足，于是中风了。治疗这些问题，首先要保证血压正常，不能高，也绝对不能低。

　　很多有慢性病的老年人，可能也一直有高血压，因此各个器官的功能都不太好。生病住院时，家属会盯着监护器上的血压数值，唯恐其升高，医生却经常允许他们的血压稍微高一点，因为老年人的血管硬化了，血压低时，血管更难充盈，缺血的情况只会加重。

　　从这里就可以看出，血压是身体维持正常供血的前提，一旦身体某处缺血了，为了避免缺血导致的机能损伤乃至器官坏死，身体必须以最快的速度把血打过去！哪种方式是最快的呢？就是升高血压，通过加压增强助推血液的力量。所以，高血压看似是疾病，其实也是身体缺血的报警和自行解决的方式。或者说，高血压只是症状，并不是病因，之所以吃了降压药之后病状没改善，就是因为它是对症治疗而没有根治病因，也就是常说的"治标不治本"。

◎ 为什么医生会开"治标不治本"的药？

是医生不负责吗？绝对不是，而是因为血压高的根本，你自己去除不了，医学也很难去除，但如果控制不好血压，就会引起其他急性疾病。比如能致命的脑出血和心梗等，降压药虽然不能去除血压升高的原因，但可以去除血压升高的后患，所以，降压药既是应急之策，也是权宜之计。

医生开降压药时一定还会嘱咐你：少喝酒，少吃咸的，多运动，管住嘴，迈开腿……病人嘴上答应，但真能执行的很少。如果真的做到了这些，血脂高、血糖高、动脉硬化就不会找上门，身体就不会缺血，自然就不用为了把血液推过去而升高血压了。

从这个角度说，是不是非要终生服用降压药，决定权在病人自己手里。有很多高血压病人后来扔掉了降压药，就是因为他们真的改变了生活方式：戒烟酒、少吃油腻、多运动，等等。但做到这些需要毅力，做不到，血管硬化、缺血等症状就可能发生，血压会升高，病人只能终生服药。

中医治疗高血压的良方

　　我们了解了这些，就知道，高血压是身体出问题之后的一种代偿。中医治疗高血压时，常会用到黄芪、人参，病人看到就害怕了："血压都这么高了，怎么还补呀？"

　　著名国医大师邓铁涛先生在治疗血压异常时，经常用到黄芪。对低血压的病人，他会用"补中益气汤"，方中黄芪的分量不过15克；而治疗气虚痰浊型的高血压，他会用黄芪合"温胆汤"，黄芪分量必在30克以上。

　　有次会诊，一中风患者偏瘫失语而血压偏高，辨证为气虚血瘀，邓大师给的方子是"补阳还五汤"，黄芪用了4两，相当于120克。那家医院的西医对使用这么大剂量的黄芪感到非常紧张，担心病人会再次血压升高，为此准备增加西药降压药的量来应对。但病人按邓大师的方子服药后，血压不升反降，之前担心的西医就此信服了。

　　这种高血压属于中医所说的气虚，心肌无力推动血液导致供血不足，身体才不得不加压来助推血液。而黄芪或者人参可以增强心肌的泵血能力，增强血管的助推力量，器官不缺血了，身体就不用再加压，血压自然能降下来。不仅如此，通过黄芪降压的病人，不仅血压降了，气力也恢复了，不会一边降着压，一边疲惫着。

中医的"补阳还五汤"是清代名医王清任所创，专门治疗半身不遂、肢体无力、口眼歪斜、不能言语、口角流涎、二便失禁等脑中风后遗症。其中的黄芪是君药，而且用到了 4 两，就是邓铁涛大师的那个用量，配伍当归 6 克，赤芍 5 克，地龙、川芎、红花、桃仁各 3 克，剂量远不及黄芪。这个方子针对的是舌暗脉细的人，舌暗意味着有瘀血，脉细意味着气虚，这种血压高导致的半身不遂，是气虚不能推动血液的血淤，对他们来说，补气才是治本之法。邓铁涛大师用大剂量黄芪降压的经验，可能就来自这里。

但这并不意味着所有的高血压病人都可以用人参、黄芪等补药。如果是肝火旺导致的高血压，经常暴怒、口苦、大便干，这种人就需要降肝火了，而不是吃补药。

可以用黄芪、人参降压的血压高是身体在"说话"，这个"话"的意思不是"身体太壮了，壮得把血压都催高了"，如果是的话，像姚明这样的运动员血压得有多高呀?! 血压高其实是身体的代偿，而当身体需要代偿时，一定是什么地方出问题了，有不足了。

11　血糖高

身体说：我要干活了

糖尿病高发，与精神压力大也有很大关系

血糖高是糖尿病的病状。但是正常人一天之中的血糖也是在变化的，甚至可能偶尔会升到糖尿病患者才有的血糖水平，如果你把这个也当成病，那就大错特错了！就是因为身体有这种突然升高血糖的"本事"，人类才繁衍至今的。

血糖升高能给身体提供最充足的能量，如果突然有大事发生，身体如临大敌，血糖却跟不上，那就只能束手就擒了。所以，血糖升高原本是一种生理功能，是身体在告诉你："我要干活了。"

遇到意外或紧急事件，比如摔伤了、发烧了，或者其他慢性病急性发作，进医院治疗时，医生都会给你测一下血糖，很多时候血糖会稍微升高一些，别就此以为是糖尿病了，这是身体在"应激"，说明你这次遭受的伤害不算小。小伤小病，血糖是不会变化的。

我有个朋友一直很注意饮食，也没有糖尿病家族史，有一段时间却瘦得厉害，她担心自己得了癌症，但是除了瘦，没有其他不舒服的感受。我让她先查个血糖，她说父母不是糖尿病患者，自己也没暴饮暴食，怎么会得糖尿病呢？但一查血糖，大家都吓了一跳：

她的血糖值已经 20 了！而且尿里面有酮体，必须去医院输液了。

坐在急诊室里她才意识到，在消瘦的这一段时间里，自己经常渴得厉害，她一直觉得是因为天气干燥，没当回事，其实渴也是糖尿病的表现之一。

饮食和遗传方面都没问题，怎么突然就得糖尿病了？此前，她极力反对女儿的婚事，母女闹得不可开交，为此她多日失眠、情绪激动，这可能就是糖尿病"横空出世"的诱因：情绪波动对身体构成了巨大的刺激，身体感觉到"有大事要发生"，为了应对这件"大事"赶紧调高血糖。每个人都有应激能力，只不过她的这次应激真的把糖尿病激发出来了。

糖尿病是内分泌疾病，是胰岛素分泌失调引起的。内分泌全称是"神经内分泌"，显然是受神经调节的。因为人是情感动物，影响身体的不只是身体因素，还有心理因素，只要这个刺激足够大，身体就得尽快启动潜能，与刺激达成平衡，不这样的话，生命就会随时受到威胁。

随着文明的进步，野兽对人类的感胁没有那么大了，取而代之的是文明社会中的人际冲突、情感纠葛，但对身体来说，这些都是突然的精神紧张，身体都要产生应激反应，血糖同样会升高。现在之所以糖尿病高发，除了因为饮食热量过高、运动少，精神压力也起了很大的负面作用，换句话说，糖尿病是吃出来的，也是压出来的。

　　不仅是糖尿病，现在几乎 80% 的疾病都和情绪有关，都属于身心疾病。古人在造字时就已经意识到了："病"字的下边是个"丙"，之所以把"丙"而不是"甲""乙"放在病字旁下面，是因为在天干地支中，"丙"和"心"相对应，疾病和心理有关，很多疾病最初就是心病。

◎ 什么人能在癌症中痊愈？

　　现在癌症是高发病，不过很多癌症已经被攻克，早就不是不治之症，但仍旧有人死于癌症。而有些癌症始终把着"癌中之王"的位置，治愈率多年没改变，但也还是有人能康复。什么人能在癌症中痊愈？中西医的肿瘤学家有个共识，有两种人能：一种是全不懂的，另一种是全都懂的。

　　全不懂的多是指文化水平低，对疾病毫不了解，医生说什么信什么的人。这种人容易康复。因为其一，他们遵医嘱；其二，他们没有瞎琢磨的能力。因为什么都不懂，所以琢磨都无从琢磨起，心里反而清静了，"病"字下面的"心"波澜不惊，病也就好了。

　　全都懂的多是文化素养很高的人，他们的格局也很大，在了解疾病的同时也超越了疾病，甚至超越了生死，不把病也不把死亡看得那么重。想要活下去，这个念头是对的，但如果成为心结，怕死就成了一个病因，这些全懂的人放下了这个念头，心结没了，病也就没了。

　　居于这两个之间、对医学一知半解的病人是最难治疗的，预后也是最不好的。他们的心会添乱，病症更容易恶化。但糖尿病不能走两个极端。一个是不把糖尿病当回事，继续大吃大喝的，其结果肯定不好，这是身体层面"自杀"。还有一个是太把糖尿病当回事，每次吃东西都用天平称，多吃一点纠结一天，每天按时吃药，但又担心药物的副作用，这种则是心理层面的"自杀"，他们的胰岛素分泌每天都处在如临大敌的紧张之中，结果自然也不会好。

　　任何疾病的治疗与康复都一样，必须拎得清轻重：战略上轻视，在心理上别把自己当病人；战术上重视，从身体管理上把自己当病人，这样身体才不至于总是用升高血糖来告诉你它在"干活"，而且就要被"累垮"了！

⑫ 疼痛
　　身体说：不通＋不荣

　　失去了痛觉，身体就失去了"说话"和"报警"的能力

　　疼痛是很痛苦的，癌症之所以可怕，就是因为常常伴随着难以

忍受的疼痛。剧痛会使人消耗大量的能量，并且食欲下降、失眠、精神萎靡，进而引起免疫功能的下降，使人较快进入衰竭状态。为此，国际医学界一直把消除疼痛作为研究方向。随着医疗技术的提高，很多医院主打"无痛治疗"，把消除疼痛放在第一位。

所幸，我们大脑中存在一种叫"内啡肽"的物质，它与吗啡相似，有强烈的镇痛作用。大家可能会说，那不是内啡肽分泌得越多越好吗，我们就不必再忍受疼痛了？确实有这样一类人，他们大脑中内啡肽的含量是正常人的 3～5 倍，传到大脑的痛觉可以被超量的内啡肽掩盖，这样的人是不知道疼的，其实是患上了"痛觉缺失症"。这就是说，疼痛是病，不知道疼痛也是病，甚至是更严重的疾病。这类人失去了痛觉，也失去了身体"说话"和"报警"的能力。

有个病例很吓人：这个孩子得了肝脓肿，而且已经因为严重的感染而发高烧，全身器官都出现衰竭了，但就是因为没有肝脓肿应该有的疼痛感，医生一直以为是感冒，错误地治疗着，最后孩子差点丧命。从这个例子来看，身体有疼痛的能力，才能"畅所欲言"，这不是坏事，而止痛也不是单纯地麻醉，除非病因不能去除。比如当癌症无法时，止痛才是权宜之计。

其他情况下，止痛的同时更要消除疼痛的原因，这样的止痛才是积极的，否则，止痛就是粉饰太平，甚至是剥夺身体的求救能力。比如炎症导致的红肿热痛，通过消炎，疼痛才会减轻；比如关节损伤导致的无菌性炎症，随着休息、止痛，炎症吸收后，疼痛才会减轻；再比如病毒感染神经——带状疱疹，随着病毒的消亡、神经的恢复，疼痛才能止住……

◎ 中医将疼痛的原因分为"不通"和"不荣"两种

疼痛的原因有很多种，中医将其大致分为两种，一种是"不通"，一种是"不荣"。"不通"是实证，"不荣"是虚证，要针对虚实的不同，采取不同的根治疼痛的办法，才能从根本上让身体安适。

"不通则痛"这个概念大家很熟悉，就是瘀血阻滞导致经络不通才疼的，比如关节扭伤，再比如心梗。这种疼痛多是不能触碰的、固定的、针扎一样的，疼痛也比较强烈，而这种问题多是急性的，身体气血并不虚，所以才有气力用"大嗓门"对大脑喊叫："这里堵了！"

既然是堵了，对"不通则痛"的治疗则多用活血化瘀药，帮助身体把瘀堵"冲"开。因为疼痛是实性的，用药就得是驱邪的、具有打击力量的，比如三棱、莪术、五灵脂等，这是治疗"不通则痛"的利器。血瘀导致的闭经、痛经、产后瘀血，西医讲的子宫内膜异位症、慢性盆腔炎，以及癌症，这些都是瘀血重症，非行气破血不能把瘀滞"冲"开。

　　但是，用这种有"冲"劲的药，对身体是有影响的，就像使劲把一个狭窄空间里的物件推开时，往往会剐蹭到墙壁，这种"剐蹭"对身体而言就是伤正气。很多人长期吃这类药，觉得越吃越累，于是得出结论："长期吃中药会把人吃虚。"这其实是错怪中药了，不是中药能把人吃虚，而是因为长期吃能使人变虚的行气破血药，在杀敌的时候用力过猛，才伤到了自身。

　　所以，中医对这类药的使用是有严格标准的，必须是"不通则痛"的重症，同时有舌头颜色紫暗等症状才行，血瘀的证据要充分。中成药"少腹逐瘀丸""血府逐瘀丸""大黄䗪虫丸"，以及能行气消胀痛的"沉香舒气丸""舒肝理气丸"等，服用这些药都必须见好就收，控制服用周期，一般不能超过 4 周。如果吃了这么久还不见好，那要么是药不对症，要么就是病情单纯靠药物已经难以扭转了。比如严重的子宫内膜异位症或者子宫肌瘤，这种器质性病变，是需要借助手术来治疗的。

　　在所有治疗"不通则痛"的药物中，唯一可以长期服用的药物是三七，因为三七是人参属的，有人参一样的补气作用。它是通过补气来冲破瘀滞的，本身有扶助正气的作用，所以也是唯一的不会越吃越累的活血药。

　　除了"不通则痛"，还有一种更常见的疼痛是"不荣则痛"，也就是局部缺乏血液的荣养而产生的疼痛。这种疼是虚性的，因为虚，身体没有力气"大喊大叫"，所以，"不荣则痛"的特点是慢性的隐痛，喜欢被温敷按压，这是与"不通则痛"大相径庭之处。

　　"不荣则痛"多发生在上了年纪、体质弱的人身上，有的人可能始终查不出疼痛的原因，但一下子可以说出身上的三四处疼痛，或者索性浑身都痛。从中医角度讲，这是血虚导致的；从进化的角度讲，人随着增龄，身体原本有止痛作用的神经会抢先"退休"，身体的耐痛力会降低。或者虽然没老，但虚了，未老先衰了，"止痛系统"也会受影响，人会因此变得娇气，总抱怨这里疼那里疼。

　　对此，中医早就有专方——张仲景《伤寒论》里的"桂枝加人参汤"，方子中用了桂枝12克、人参15克、干姜9克、炙甘草12克、白术9克，没有一味是止痛药，它是靠去除气血虚弱这个疼痛的原因而止痛的。

　　还有一种疼痛，多伴随不同部位的肌肉挛急。曾经有个孩子，两条小腿的肌肉疼痛，且伴随抽搐，去了几家大医院，都没查出原因也没治好，最后去找了我的师兄。他是研究《伤寒论》的专家，只开了两味药，一个是芍药，一个是甘草，一服药不过几元钱，但这个孩子吃到第三天，肌肉痉挛的症状就减轻了大半，之后继续调整，症状就彻底消失了。

这个方子同样出自《伤寒论》，叫"芍药甘草汤"，治疗的是"脚挛急"。虽然组方与"桂枝加人参汤"不同，但方意都是通过养血，使不荣之处得以荣养而止痛。老年人的腿容易抽筋，每天吃钙片也不见好，服用"芍药甘草汤"也能见效。他们抽筋未必是因为缺钙，而是因为"血虚"，与"不荣则痛"是同一个发病原理，通过补血，可以去除身体"说话"的原因，身体就不用再以疼痛显示其"存在感"。

⑬ 月经失调

　　身体说：正在与时俱进

◎ 月经失调是"内分泌正在自我调整"

月经失调是个病名，指的是月经来的时间不准，或者拖后，或者提前，甚至一个月来两次。月经来潮的时间出现问题，一般都会被归为月经失调。

月经失调是病吗？正确的回答是：不全是，有一部分月经失调，是身体在告诉你"内分泌正在自我调整"。失调就是还没调好，只要给身体一点时间，它就会调整好。

月经是受卵巢分泌雌激素控制的，卵巢是内分泌腺，而内分泌的全称是"神经内分泌"。顾名思义，内分泌会受精神、情绪的影响，环境的冷热、饮食的变化也都可以影响卵巢分泌雌激素。这些影响产生时，身体就要跟着发生变化，这种应变的能力是物种生存之必需。

我们的先人时常遇到野兽攻击，要赶紧逃命，这时候，心脏、血压必须互相配合，才能满足身体突然增高的血液需求，这就要靠激素"发号施令"。身体根据激素的变化而变化，应对变化时会心慌出汗，恰恰是这个救了你的命，因为在心慌出汗的同时，身体处于最高程度的应激状态。月经失调的原理与此是相同的：当外界环境变化时，卵巢分泌雌激素的节奏也会改变，这就是中医说的"天人相应"。

曾经有个女病人，因为子宫肌瘤切除了子宫，虽然手术之后再也不用为月经过多而发愁了，但之后没多久，身上突然长了疙瘩，不疼不痒，检查也没什么问题，不是恶性的，但也因此找不到对策。这时候她去找中医，中医辨证为"痰瘀互结"，需要祛痰化瘀，而化瘀一般是从调理月经开始的，通过通经使瘀血排出。女性的健康，在中医看来，要维持"两通"，一个是大便通，一个是月经通，她切除了子宫，人为地终止了月经，身体失去了一个调节的渠道、一个说话的机会，问题就变得很棘手。

还有人有"腰椎间盘突出"的问题，最开始可能很疼，过了几天，疼痛缓解，就变成麻木了，他们觉得疼痛缓解了就是病情减轻了，其实，这反倒是病情在加重。腰椎间盘突出虽然是慢性病，但有时候是需要急诊做手术的，就是在屁股下的"马鞍区"出现麻木，同时大小便有失禁的感觉时。神经被严重压迫，已经影响到了传导功能时才会麻木，如果不及时手术，神经功能一旦损伤，就无法恢复了。真疼的时候反而不需要手术，医生最多让你卧床静养，因为你的神经虽然被压迫，但还存在报警的能力，身体还能以疼来"说话"。

既然月经失调也是身体在说话，那就要搞明白身体想要表达的是什么。月经失调的不同表现，就是身体"说话"的不同内容。

比如，中医忌寒凉，特别是女性，特别是在月经期。很多人真的就是因为一次严重的受凉，月经骤然停止了，俗话说，是月经被寒"激"回去了。

因为人活着，保证体温正常是身体的第一要务，当极度的寒凉袭来时，身体马上就知道"这是出大事了"。身体能预判到原有的能量可能不足以抗寒，不足以保证重要器官的供能，这个时候怎么办？很简单，断掉那些相对次要的器官供能，维持体温的稳定，与生殖相关的月经就是相对次要的功能，身体只有先让自己活下来，才能保证后代的繁衍。所谓"留得青山在，不愁没柴烧"，身体是"青山"，生殖功能是"青山"上的"柴草"，身体为了维稳"青山"，就会以停止月经或者骤然减少月经量的方式给身体节约能量。这时的月经失调，中医辨证大多是"寒凝血瘀"。

还有的人虽然没受凉，但月经量很少，颜色很淡，这在中医看来多是血虚导致的。因为身体的供血不足，月经这个不会马上危及生命的生理环节，要让位给重要的器官组织的运转，身体就会以月经量减少的方式来节能。

由此可见，月经失调是身体在向你喊话，不是能搪塞过去的，要让身体不这么絮叨，就要从根本上解决问题。

我收治过一个女孩子，她才29岁，之前因为慢性病的消耗身体很弱，稍微走走就大汗淋漓，因为出汗太多，连长发都不敢留，因为即便是冬天，她的头发也总是湿的，特别容易感冒。

因为体质弱，她已经一年多没来月经了，中医调理之后稍微见好，一年多后终于来了一次月经，但是量很少、颜色很淡。她当时问我能不能吃活血药，让月经多一点。我开玩笑说：你应该感谢身体的"停经之恩"，你的身体可能就是靠着这个减少失血消耗的本事才挺过来的。这种时候，她就是用活血药也没用，因为她"没血可活"，身体经不住正常量的月经。

由此我们清楚了，月经失调时的调经，是要去除失调的原因，寒凝的要暖宫，血虚的要补血，活血化瘀的药不是不能用，而是只能用于血瘀导致的月经失调。

怎么辨别你的月经不调是寒凝、血瘀，还是血虚？

寒凝、血瘀的人多有受寒的经历，首先是怕冷，小肚子甚至全身都怕冷，其次是在来月经前或者来的时候肚子、腰部冷痛，月经来潮的时间拖后，舌头颜色也是发暗甚至发青的。寒凝、血瘀最常用的调经药是"艾附暖宫丸"，一般要在来月经之前一周开始服用，给药物一定的驱寒时间。

血瘀导致月经不调的人肤色可能偏黑，嘴唇、舌头的颜色是发暗的，月经量少但颜色深，或者可能有明显的痛经症状，而且之前可能有过流产或者子宫手术的历史。它与寒凝的区别在于，血瘀的人畏寒怕冷的情况不明显，这时候，"少腹逐瘀颗粒""桂枝茯苓丸"都可以帮助她们改善血瘀而使月经恢复正常。

血虚导致的月经不调，月经量一般很少，而且颜色淡，有的人可能月经待续六七天都不干净，颜色到后来都是粉色的了，这就可能是血虚或者气虚，身体因为不能固摄所以久久不能止血。这种情况下，服用"八珍丸""乌鸡白凤丸"、阿胶都有助于使月经恢复正常。

明白了这些道理，也就明白了偶尔的月经失调不全是坏事。如果外界条件不断变化，而你的月经一直很正常，那只可能是两种情况：一种是身体具有巨大的"缓冲"能力，不过少有人如此，而且不可能一辈子月经都很准；另一种是身体失去了对外界刺激的反应能力，这就更不好了。

⑭ 发烧

身体说：我在战斗

○ 发烧时，退烧不是第一目的，而是要去除发烧的原因

发烧是急病，特别是有孩子的家长，一看到体温升高就会紧张，看急诊为的就是赶紧退烧，担心发烧烧坏孩子的脑子。

事实上，这种担心过度了。北京儿童医院的急诊科主任曾经说，在他几十年的临床经验中，几乎没见过发烧烧坏脑子的病例，高烧引起的惊厥也少有后遗症，就算有，也是引起发烧的疾病导致的。这种病既导致了发烧，又导致了大脑的损伤，比如大脑炎、脑膜炎等。所以，就算是高烧，治疗的第一目的也不是退烧，而是要去除发烧的原因。

孩子发烧时，医生会告诉紧张的家长：只要孩子还照常玩，精

神很好，就不是大事，如果体温在38℃以下，更没必要急于退烧。相反，一个肺部严重感染的老年人，白细胞都上到2万了，仍可能不发烧，或者只是发低烧，这才是让医生紧张的情况。他们的身体已经没有了发烧的能力，不是病不重，而是烧不起来，用中医的话讲就是正气太虚了。

连发烧的能力都失去了的病人，可能很难被治愈，因为发烧是身体杀死外敌、保存自己最简单的办法。发烧是身体在战斗，而不发烧未必意味着战斗结束、敌人撤军，还有可能是没有能力与敌人抗衡了。

任何生物的生理功能，都需稳定的温度做保证，人类的正常体温之所以保持在36℃～37℃，是因为在这个温度段内，很多危及人类生命的病毒是无法生存的。不同的人种体温也会有微小的差异，因而不同人种能战胜的病毒和细菌种类不同，容易感染的疾病也不同。比如，白种人更容易感染黑死病；流感在美国暴发动辄病死数万人，在中国只不过是一种季节性流感；埃博拉病毒在非洲一次暴发就能带走一个村落，却传染不了中国的医疗队……人类为了更安全地生存，进化出了最不利于身边病菌生存的体温，发烧是同样的道理：通过调节中枢，把体温升高到不适合病菌生存的温度。研究显示，我们在发烧的时候，身体的代谢能力增强了，病毒细菌的活力却减弱了。

暨南大学等研究机构的学者用计算和实验证据证实：新冠病毒在高烧者的体温下，侵染性大大降低，高烧可以显著改善疾病的进展和预后。这个研究成果发表在瑞典的《计算和结构生物技术》上。此项研究结果提示：新冠肺炎患者在早期就采取降低体温的做法，可能会助长病毒的侵染，从而加重病情；而早期的一过性高烧，可能有助于治疗，降低新冠肺炎的死亡率。

发烧是身体在"战斗"、在自救，而盲目、过度地退烧，等于主动放弃抗争，举白旗了。

◎ 帮助身体具备发烧的能力也属于中医治疗疾病时强调的扶正祛邪、托毒外出

新冠疫情中，美国斯坦福大学研究人员也公布了一项研究，他们从 2000 年起开始测量人的体温，并与 19 世纪南北战争的士兵体温记录进行比较，结果发现：现代男性体温下降了 0.58 ℃，现代女性体温下降了 0.32 ℃，基本上每过 10 年，人类的平均体温就下降 0.03 ℃。19 世纪，人的平均体温还是 37 ℃，现如今，人的平均体温已降至 36.6 ℃了。

为什么人的体温会降低？

首先，生活环境变了。现在有空调，室内温度宜人，人体不需

要通过出汗来散热，也不需要通过颤抖来发热御寒。同时，机械化代替了体力劳作，人的运动减少，代谢降低，产热自然也就少了。

另一个原因则是：现在的环境太干净了，人们接触微生物的机会不多，"免疫军队"参与"战斗"的机会大大减少，发炎、发烧马上就用抗生素，甚至更厉害的激素，剥夺了发烧的机会。从某种意义上说，是医学的进步导致了人类体温降低，人类寿命的延长也与此有关，因为体温低，消耗就低，有限的能量可以用得更久。

但低体温也会带来问题，有研究发现，随着体温降低，癌症高发了，这一点很符合癌症的特点：癌症是中医说的"阴邪"，是怕热的，所以医学界一直有"每年发几次烧，有利于杀死癌细胞"的观点，这并不是要，只是让我们换个角度去看待发烧，不盲目、过度地退烧，甚至要帮助身体具备发烧的能力，这才是"听身体的话"，顺应身体的规律，也就是中医治疗疾病时强调的扶正祛邪、托毒外出。

中医治疗感冒发烧的良方

我们感冒发烧的时候，一般不用补药，一个重要的原因是，能发起烧的人，体质不会太差，不需要在此时扶正。但是，如果感冒时不发烧，或者一会儿发烧一会儿不发烧，这可能就需要用了。最具代表性的是"小柴胡汤"，也就是现在在药店里可以买到的"小柴胡颗粒"。

"小柴胡颗粒"不是常规的感冒药，它是含人参或者党参的，所以，它适合是感冒三四天不好，或者时好时坏的情况。正气不足导致邪气停留在半表半里，拖延时间久，用到了人参或者党参，就是为了托住正气，不让外邪再往里进犯了。如果你把"小柴胡颗粒"当作日常的感冒药，那就错了，感冒初起、体温很高的时候不适合用，特别是嗓子疼的那种感冒，内里有热，正气又不弱，自身就能发烧很高，这时候吃"小柴胡颗粒"就是火上浇油。

"小柴胡汤"是《伤寒论》的名方，被历代医家定名为"和解剂"，而"麻黄汤"之类的才是"解表剂"，是治疗感冒初起的。所谓和解，是和入里的邪气讲和，让身体有能力制衡邪气，这时候必须正气不虚，用人参或者党参等补气药，就是要给自身的正气撑腰，让身体可以底气十足地"说话"，通过升高体温来激活自身，驱邪外出。

第三种　身体形态类

1 舌边有齿痕

身体说：肌肉太软

○ 舌边的齿痕是身体告诉你"肌肉无力了"

中医看病，讲究望、闻、问、切四诊合参，其中的望诊包括看面色、望舌象，舌象里包括舌体的形态、舌质的颜色，以及舌苔的颜色和状态。

有些人的舌头很胖很大，而且两边有齿痕，也就是牙印，严重的时候，牙印印得满满的，整个舌的边缘头像裙子的边一样，也就是所谓的"裙边舌"，如果有这种舌象出现，一般会辨证为脾气虚。舌头上的齿痕是身体在告诉你："肌肉无力了。"

舌头是肉长的，什么时候两边的牙齿会在舌头上留下印子？只有当舌头的肌肉不紧致、含水量多的时候。舌头是消化道的延伸，舌头的状态准确地反映了消化道的状态。舌头上的肉不紧致的时候，胃肠壁的肌肉也不紧致，这个时候第一个表现就是消化功能不好，吃点硬的就消化不了、胃不舒服，因为胃无力蠕动，粉碎食物时吃力；另一个表现就是大便不成形，这是因为肠道肌肉无力，不能很好地给粪便塑形。

除此之外还有个问题，就是肌肉的含水量增多，超过了身体所需，这就形成了中医说的水湿。所以，舌头有齿痕的人，严重的时候舌苔是水滑的，好像有水要滴下来一样，凡此种种一旦出现，这个人更是脾虚无疑了。

因为脾主肌肉，脾虚首先就是各种肌肉无力，舌头上的肌肉无力就有了齿痕。而且脾主运化，运化包括食物的消化和水液的代谢，大家可能更熟悉前者。其实，水液代谢不力在现在很常见，简单讲，就是身体不会用水了，典型特点是喝了就尿，而且喝了不解渴；还有一个特点更常见，这就是胖，而且是"湿胖"，这也是我之前刚写的一本书的书名。这些人的胖不是多了肉，而是多了水，他们的肉是"注水肉"，因为脾不能运化水，水湿停在了身体里。

判断湿胖有三个指标：

第一个是体重超标；第二个是舌头有齿痕；第三个则是自己都能感到肉很松垮、不紧致，特别是上臂下的肉，挥手时它们会随着动作摆动，号称"拜拜肉"，肚子上的肉也很松垮，跑步的时候能觉出颤抖，躺下之后，肚子上的肉向两边奄拉。之所以会如此，根源就是脾虚了，肌肉无力。

以上是身体形态上的，身体机能上的更典型，就一个字：累。这种人比其他人更容易疲劳，原因很简单，肌肉无力，不能持重，所以站一会儿就想靠着，能躺着不坐着，他们不是因为懒，而是因为脾虚。

我们体重的 30% ~ 40% 是肌肉，肌肉除了支撑负重，还有一个关键作用，肌肉里含有一个与能量代谢有关的细胞器，这就是线粒体。线粒体相当于能量的"燃烧场"，肌肉体量大，又经常动用肌肉的人，吃饭时血液中增加的糖及身体中的脂肪，都会在这里被很快烧掉。如果肌肉体量小，而且因为肌肉无力而懒得运动，血糖就可能升高，脂肪没处消耗就会囤积。

我们常说一个身材好的人"穿衣显瘦，脱衣有肉"，这种人真的去量体重的话，可能比看起来比他胖的人还要重！因为他的"瘦体重"高，"瘦体重"就是去掉脂肪之后的体重，去掉脂肪之后就是骨骼和肌肉，成年人骨骼的重量是不变的，所以"瘦体重"越高，意味着肌肉量越大。而同等重量的肌肉，只有同等重量脂肪所占体积的三分之一，脂肪多的人看上去很臃肿，肌肉多的人看上去就很紧致，而且有线条。

◎ 中医健脾祛湿的良方

既然肌肉是上述所有问题的根源，自然就要增肌了，这也是西医营养学现在的重点，因为随着增龄和生活的安逸，体力劳动减少，肌肉也在减少。

在中医，早就有针对之法，这就是健脾药，这时会用到黄芪，因为脾主肌肉，肌肉有力，消化功能自然会变好。同时会用到炒白术，无论是去湿胖，还是改善大便不成形，我常推荐的成药是"参苓白术丸"，其中的白术是用土炒的，这是中医炮制白术的一种方式。

河南有一种小吃叫"土炒馍"，先把面粉发酵后，再加入鸡蛋、芝麻、花椒叶等，揉成面团，切成像花生大小的面块，放入锅内，用观音土烘炒而成。传说当年愚公挖山时，率子孙荷担，叩石垦壤，箕畚运于渤海之尾，因路途遥远，愚公的妻子怕他水土不服，做好"土炒馍"让愚公作为干粮携带。

之所以用土炒，《易经》曰："人为坤土。"根据同气相求的道理，人体须以土益性。《本草纲目》载："壁土拌炒，借土气助脾。"土可用于脾虚泄泻。《本草蒙筌》载："陈壁土制，窃真气骤补中焦。"土不用于补脾止泻。

土在大自然是万物之母，在中医里，脾是"后天之本"，是其他脏腑的依托。所以，中医的脾与土相对应，用土炒过的药物或者食物，健脾的效果更好。这一点也得到了现在研究的证实：土含铁、锌、钙、钾等多种元素，对于改善人体机能、调节肠胃有一定作用。而土早就是一种中药，这就是"灶心土"，是经过多年柴草熏烧而结成的灶心的土，这种土能温中止血、止呕、止泻，脾气虚寒导致的失血、呕吐、泄泻。

同理，土炒过的白术，增加了健脾的作用，更能帮助身体运水，所以更有燥湿的力量。舌头有齿痕，看上去就含水量大，甚至有水滑感，非白术不能奏效。现在的土炒白术很少了，取而代之的是麸炒白术，麦子长在土中，用麦麸也是借了土的健脾之气。

舌头有齿痕是脾气虚的标志，但并不意味着只要有齿痕就一定要吃药治疗，很多人长期有齿痕，要是能合理饮食，也不一定会出问题。平时想健脾，可以吃点"土炒馍"，也可以把馒头或者面包烤到焦黄再吃，虽然没有土炒那么强的健脾效果，但烤过的粮食健脾力量仍提高了，焦香气味之所以能让人食欲大开，其实就是身体在本能地选择最节能、最健脾的食物。

② 脚跟不着地

身体说：我有点返祖

脚跟不着地、踮着脚走路提示身体不好

曾国藩很会看人，他的相面术甚至被后人编辑成书。他有个经验之谈：走路脚跟不着地的人，身体不会好，甚至会短寿。

我确实见过这样的人，这两个人都是男性，他们走路的时候都感觉身体在往前冲，好像要扑倒似的，脚跟不着地。他们的身体都不好：一个是慢性肝炎，刚过 50 岁就因为肝硬化去世了；还有一个虽然没有什么确诊的疾病，但始终没结婚，总是无精打采的。

脚跟不着地、踮着脚走路提示身体不好，从医学上说是有一定道理的。保持这种姿态时，身体向前，更趋向于人直立行走之前的爬行状态，这就是姿态上的"返祖"，而身体上很多"返祖"征象，都与疾病相联系。

我们检查身体时，有个指标叫"甲胎蛋白"，这个指标如果是阳性的，往往提示有患肝癌的可能。

之所以叫"甲胎蛋白"，是因为只有胎儿的肝细胞才会合成它，

在胎儿血中才能检测出来。人出生后 2 ~ 3 个月，"甲胎蛋白"就基本被白蛋白替代了，在血液中很难检出。如果从成年人血液中检测出了这种蛋白，就意味着他的身体在"逆生长"，患癌症的可能性增大。所以"甲胎蛋白"也是诊断原发性肝癌的重要标志物。

病人被怀疑有白血病的时候，会抽血检查，如果发现血液中有"幼稚细胞"，意味着患白血病的可能性大。

"幼稚细胞"就是没成熟的血细胞，类似成年人的血细胞回到了婴儿状态，这也是"逆生长"。

"逆生长"可能是在提示"身体异常"

现代人很喜欢用"逆生长"形容一个人不老，越活越年轻，从医理上说，这是不可能的，一旦成为可能也就不是好事了，因为"逆生长"就是"返祖"。

人的生命是个轮回，死亡就是回到初生的原点，从这个角度上说，疾病其实就是健康的退化。在中医理论中，人初生时，肾气始盛，齿更发长，蹒跚学步；到了晚年，肾气衰败，牙齿、头发脱落，开始脚下无根，这就回到了出生时肾气充盛之前的状态，之后就是死亡了。

为什么身体弱或年岁大的时候，走路会足跟不沾地？

　　足跟骨是人类独有的，它是为了保证直立行走的稳定性而逐步进化出来的。四肢着地的哺乳动物是没有跟骨的，因为它们在爬行时，不需要借助跟骨来保持稳定，只有直立时，跟骨的作用才突显出来，以此保证走起路来是"噔噔"的。有这样稳健步态的人，多是身体健壮的。

　　生物进化学上有个铁律：越晚进化出的组织器官越高级，也越容易先退化。足跟骨就是后来才进化出来的高级结构，所以，随着增龄或者身体变虚，它会首先出问题。足跟骨的质地变得疏松、结构变形甚至萎废，除了导致身体的重心不稳、走路时前倾，还会造成足跟疼，这些都意味着肾虚了。

　　《续名医类案》记录了一个病例："一男子素不慎起居，内热引饮食，作渴体倦，两足热，后足跟作痛。或用消热除湿之剂，更加发肿……朝用十全大补，夕用加减八味丸，外敷当归膏，两月余而愈。"

　　"加味八味丸"是在"六味地黄丸"的基础上加了肉桂和附子，也就是"金匮肾气丸"，算是中医补肾药中力量较大的一种，这也从另一个角度证明：足不履地、足跟疼是肾虚。

　　中医说的"肾"，不单指负责泌尿的肾脏，而是身体这棵大树的树根。肾虚是一系列功能和能量不足的概括，是身体根基不稳了，而走路前倾、足不履地是身体用姿态告诉你："我老了，根基不牢了。"

　　这种足不履地的情况是比较极端的，也相对少见，更常见的是足跟疼。很多人以为这是因为足跟长了骨刺，但拍了片子之后，要么是根本没有骨刺，要么是那点骨刺不至于踩地就疼，不至于总觉得鞋底薄。

　　之所以会如此，是因为足底的软组织垫失水了。足底的软组织垫，以及脊椎之间的椎间盘，年轻时含水量是很高的，因为含水量高，所以有弹性。人类特意进化出了这样的结构，让身体直立行走时能缓冲避震。这些部位所含的水，不会随着喝水的多少而增减，这里的水是被蛋白质抓住的"结合水"，只有在增龄、蛋白质结合能力不足时，"结合水"才会丢失。衰老或者未老先衰时，这些部位就会因为失水而变薄，变得没弹性，足跟疼就是这么来的。而且人上了年纪，身高也会回缩，常规是变矮 3 ~ 5 厘米，与此同时，身体不再像年轻时挺拔了。这就是因为椎间盘和足底软组织垫失水了。凡此种种都是身体在告诉你："我老了，肾虚了。"衰老就是中医说的肾虚。

　　从这个角度说，"逆生长"如果真的存在，那也是通过给树根浇水施肥，通过补肾，让中医所说的肾所主的部位与你的年龄相当而已，这已经足够了，而且也只能这样。因为这样才符合生理规律，一旦过度，真的逆龄而生，要么是"人间童话"，要么是身体异常。

3 骨刺

身体说：我要维稳

长骨刺，是身体的"代偿"

　　骨刺很常见，特别是膝关节的骨刺，上了年纪难免会有。有人拍片子检查，知道自己有骨刺之后，就开始走路，他们想通过这样的"恶治"，把骨刺"磨圆"，他们觉得是骨刺的刺扎得关节疼。

　　其实，骨刺不是骨头真的长出了"刺"，所谓骨刺，只是关节的赘生物，在 X 光下看很像一个突出的"刺"。为什么好端端的关节会长出这么个东西？因为关节不稳了。

　　过去木质结构的房子很多，老房子修理时经常会在房梁上打个楔子，打了楔子，房子就不再晃动了。骨刺就是关节自己长出的"楔子"，是用来给关节"维稳"的。之所以膝关节最容易长骨刺，而我们的手指关节很少长，就是因为膝关节是全身最复杂的关节，也是承重最大的关节，它必须有维稳的本事。

　　我有个亲戚，年轻时腿受伤了，上了年纪之后，那条受伤的腿走路更不利索了，只能一瘸一拐的。时间长了，足跟很疼，他这才发现，足跟多出了一大块东西，他很害怕，马上到医院拍片。结果发现，那是一块多长出来的骨头，因为他走路不稳，身体才长出了这个东西帮他保持平衡。身体的这种本事，在医学上被称为"代偿"。

聋哑人的眼睛一定比常人的好，盲人的听力一定超越正常人，这些都是身体的"代偿"，是对自身潜力的最大挖掘和发挥，长骨刺也是同样的道理。所以，绝对不能通过走路去磨掉骨刺，姑且不说走路是不可能磨掉骨刺的，只会加重关节的疼痛红肿，就算磨掉了，或者通过手术去掉了，如果关节不稳的问题没解决，新的骨刺就还会长出来，因为身体还得继续想办法"维稳"。从这个意义上说，你该感谢身体有自己长出"楔子"的本事，这样你才可以如常生活。

◎ 怎么才能从根源上让关节稳定，不劳身体长骨刺呢？

首先就是锻炼肌肉，肌肉强健了，就可以分担关节的压力。现代人的关节问题，包括脊柱的关节问题，之所以高发，就是因为我们很少运动到肌肉，肌肉力量不足，全靠关节自己硬撑。

很多人年纪轻轻就有颈椎病，仔细观察一下，这些人大多是纤瘦的女性，她们有美美的"天鹅颈"，低头的时候，第七颈椎，也就是颈部最突出的那块脊椎，特别突出。

有这个特点的人，一定是易患颈椎病的人，他们的颈部肌肉太薄、太无力，才把颈椎突了出来。这种人的头部承重及转动时，颈椎承受的压力比别人大，更容易不稳，因为没有肌肉帮忙。他们颈椎的曲度消失甚至有增生，就是颈部在努力维稳，对他们来说，要想避免或减轻颈椎病，除了要避免长期低头，还要主动锻炼颈部肌肉。

具体的做法是双手交叉放在颈部，让脖子尽量往后靠，而双手尽量往前推，脖子和双手较劲。在这个过程中，颈部的肌肉用力，就得到了锻炼，每天这样较劲 20 分钟，颈部肌肉就可以逐渐强韧，也就能分担颈椎的压力，帮助颈部维稳了。

一说到运动锻炼，很多人的第一反应就是："不是说关节要省着用吗？"

这是一个很大的误区。关节只是要省着用，并不是不用，而且并不是所有人的关节都必须省着用。

人长关节就是为了运动的，"户枢不蠹"的意思是门上的轴只有经常用才不会生锈，关节就是身体的轴，是枢纽，不转就会废用。关节以前受过伤，或者体重很大，却要每天爬山、上楼，这才是对关节的过度使用。

只要体重不是很重，关节又没问题，正常的行走甚至跑步是可以的，也是必需的。只不过随着增龄，可以将跑步变成走路，不要每天高强度地爬山，适度减轻关节负担，这就是省着用。因为在运动的过程中，肌肉在增强，替关节分担的也多了，对关节是有保护作用的。这样的人很少长骨刺，因为他的肌肉有助于关节的维稳。

就算是关节有伤，在休养的过程中也不能停止运动，因为人一旦躺在床上停止运动，三天之后肌肉就会开始萎缩，再开始运动时，关节的负荷就更大。所以，膝关节有问题的人，可以坐在椅子上，甚至躺在床上，可以不动关节，但要主动绷紧腿部的肌肉，绷紧几分钟再放松，然后再绷紧再放松，这也算是活动了肌肉。而腰椎间盘突出的人，急性发作疼痛严重时，要尽量卧床，避免久坐。因为坐位时腰部承受的压力是躺着时的好几倍，在腰肌无力的时候，久坐更容易把椎间盘压突出。

急性期过后，为了防止椎间盘突出再犯，可以做"小燕飞"这个动作：趴在床或者垫子上，腹部着地，头部和腿部尽量抬起，看起来像燕子展翅，这个是对背部肌肉的锻炼。背部肌肉强健了，帮助脊柱分担压力，脊柱也就没必要通过增生来维稳了。

④ 腰酸腿软

身体说：我老了

为什么一旦衰老或者早衰，就会先在腰腿上出问题？

腰腿疼和腰酸腿软，是完全不同的两种感受。在这本书中我说了，疼的发生有两个因素，一个是瘀阻导致的"不通"，一个是血虚导致的"不荣"。在疼痛中，有些是为外邪所伤，是实性的。

但腰酸腿软就不同了，酸、软都是因为虚，而发生在腰腿上的是更深一层的虚，也就是肾虚，这是身体在告诉你："我老了。"虽然有的人实际年龄不大，但在生理上早衰了，也会提前酸软。

为什么一旦衰老或者早衰，就会先在腰腿上出问题？这就要从进化的角度说明一下了。

孩子的腿都很短，是大脑袋小身子，而在孩子长大的过程中，双腿是全身部位中增长得最多的。灵长类动物中的猩猩可以直立行走，但它的腿很短，这是因为腿是随着物种的进化最后完善的，也是最高级的部位，只有人这种最高级的动物才可能有一双长腿，这双长腿帮助人类更加灵巧地行动。我们之所以觉得腿长的人美，是因为我们的身体在这种进化中受益，审美是随着对身体健康的认同而建立的。

但是，进化学上有个铁律，越晚完成进化、越高级的器官组织，越先衰老。在衰老过程中，腿这个相对高级的部位自然难以幸免。所以，一旦老了，或者未老先衰了，其他器官可能还可以坚持，但腰腿会先觉得酸软。也就是说，腰酸腿软是人老的表现，也是中医里肾虚的典型表现，因为中医所说的肾虚就是衰老，是身体的根子不稳了。

成语"卑躬屈膝""点头哈腰"，形容的是以卑微的姿态奉承对方。为什么奉承对方的时候一定要采取这样的姿态？因为屈膝和哈腰更趋向于爬行，是比人要低级的物种才有的姿态，这个姿势是以身体的语言告诉对方"我比你低级"。腰酸腿软的时候，人更容易出现这种"返祖"的姿态，由高级向低级退化，这就是衰老，就是中医说的肾虚了。

随着增龄出现的腰酸腿软是自然的衰老，是生理性的。但有人年纪尚轻就如此，中医一定会辨证为肾虚，是什么导致肾虚了呢？就是对身体的过度使用。这也是我对中医肾虚的理解和解释：肾虚不是一种病，而是身体的"过度使用综合征"。之所以叫"综合征"，是因为中医所说的肾虚可以发生在身体的很多部位，不像西医的肾脏是定位性的、单一的器官。

因为中医里的肾，就是身体这棵大树的树根，树叶、树枝的病变时间长了就是过度使用，一定会累及树根。比如肺病如果长时间不好，最后肺功能衰竭时，用中药治疗就必须用到补肾的药（比如附子、熟地、天冬、蛤蚧等）。中医里的"久病及肾"，通俗讲就是肺根树枝折损了，时间长了影响到整棵大树，直到树根。

所谓久病，就是一种过度使用，比如，咳嗽就是对呼吸道的使用，久咳则是过度使用；比如，运动就是对关节的使用，运动过量而受伤，就是对关节的过度使用；再比如性欲，是对生殖机能的使用，性生活频繁则是过度使用……对不同部位的过度使用，都会对身体这棵大树产生影响，这个影响最终会落在树根上。所以，所有的慢性病到了后期，身体被过度使用，最终都逃不脱肾虚这个归宿。即便初始疾病和腰腿无关，可能只是个支气管哮喘，发展到后期一旦肾虚发生，同样会出现腰酸腿软的症状。

◎ 治疗腰酸腿软的关键在于补肾

了解了腰酸腿软的原因，治疗方向也就明了了，那就是补肾。

之前有个病人咨询我，他年轻时因为性生活过度，不到 40 岁就出现了性功能障碍，吃了补肾药效果也不好。他咨询我的时候是54 岁，不是因为性功能障碍问题来找我的，他说这个问题他已经放弃了，他只是想治治腰酸腿软，因为他在建筑工地打工，平时走路没问题，但不能长时间站立，稍微站久了一点就会腰酸腿软，结合他之前的病史，这就是典型的肾虚。

中医里的肾是主骨的，走路的时候肌肉会运动，可以帮骨头分担压力，而站立时，主要是靠腿骨承重的，肾虚时或者说早衰时，腿这个高级部位是最先退化的，所以他在站立时腰酸腿软特别明显。

这种退化可能伴有骨质疏松的问题，而现在的研究发现，骨质疏松全靠补钙是无效的。国际权威医学杂志 JAMA 内科学子刊，发布了 2018 年美国被滥用的十大诊疗技术，补钙就在其中。这项综合了 33 项随机试验、5 万多例年龄大于 50 岁的人的分析显示：补钙、补充维生素 D，或者二者联用，与只是服用安慰剂或者不服用者相比，并不能降低骨折的风险。不仅如此，补钙和维生素 D，还增加了罹患肾结石的风险。

这篇文章的作者是一位中国医生，中国医生的文章比较少见地被发表在这样权威的医学刊物上，他的研究提示：为预防骨质疏松而补钙，可能全是枉然！而这已经不是国际医学界第一次质疑补钙了。

因为钙只是骨骼盖楼时的水泥砖瓦，水泥砖瓦再多，没有人把它们堆砌起来，或者堆砌得不正确，大楼还是不稳的。骨骼没有抓钙、利用钙的能力，还会疏松。现在研究发现，配合了中医的补肾药，骨质的抓钙能力才会提高。也就是说，一个人如果肾虚了，骨头抓钙能力就会减弱。广告里说的"身体被掏空"是很形象的，肾虚的腰酸腿软，很可能就是骨头没能抓住钙，变得疏松而无力承重了。

这个病人是农民工，没钱买贵的药，我给他推荐的是"锁阳固精丸"和"五子衍宗丸"，这是两个经典的补肾药，通过补肾精的药物填充身体的亏空。

他断断续续吃了两三个月之后告诉我，现在可以站住了，腰腿不再像以前那么酸软了，至于性功能的恢复还需要一定时间，因为他的亏空时间太长，亏空太大，性功能的恢复要等到身体的库存有足够富余时，这个我们在另一章中会详细讲。

这个病人是个比较极端的案例，很多人腰酸腿软没严重到连站立都吃力的程度。但是，一旦有腰酸腿软的症状，无论男女，都要考虑肾虚的问题，及时补肾。

很多女性的腰酸是在月经之后，或者是有慢性的盆腔炎，这同样是因为肾虚。月经失血过多，就是对血的过度使用，身体好的人可以及时修复，身体不好的就会留下亏空。慢性盆腔炎拖延时间很久，是"久病及肾"的结果，更要补肾。这两种情况我都会推荐补肾的"六味地黄丸"，每天吃一两次，一般一个星期就会感觉腰腿轻松了，因为她们肾虚的程度尚浅，伤根还不太狠，比那个年轻时就开始亏损的人更容易弥补上。

❺ 发胖

身体说：我虚了

◎ 逐渐增多的脂肪，是身体在告诉你"我虚了，干不动了"

肥胖是现在的社会问题，抱怨自己胖，一直在减肥的人比比皆是。那么，人大概从什么年龄会开始发胖呢？多是在30岁左右。如果不控制饮食，25岁后，每年的体重都会增加，这是因为身体的代谢率下降了,这些逐渐增多的脂肪,是身体在告诉你:"我虚了,干不动了。"

脂肪是我们身体的能量来源,身体通过代谢把脂肪转化为能量,而身体的代谢率,从 25 岁以后就慢慢下降了,平均每 10 年减少 2% ~ 5%。这是因为随着增龄、体力下降,我们觅食的能力不如从前了。如果还保持年轻时的代谢率,能量和营养就会供不应求。为了维持生存、延长寿命,身体进化出了降低代谢率的办法,让能量能细水长流。所以,发胖大多是从 30 岁左右开始。有句话说:"十个胖子九个虚。"是有道理的,因为胖与虚是同步的,30 岁时,人的体质为最佳状态,之后就开始走下坡路,步入虚的历程了。反过来,虚也能加快胖,因为人本质虚的时候,大多是代谢率低的时候,这也是现在更多人发胖的原因。除了自然的增龄,还有很多因素会让人变虚,由此影响了人体的代谢率。

◎ 是哪些因素让我们虚了呢?

第一个因素是运动不足。

运动是要动用肌肉的,肌肉中有个关键的细胞器:线粒体,脂肪就在线粒体里转化为能量给身体供能。我们运动时身体会发热,就是脂肪转化为能量的结果,这个时候的代谢率是高的。不运动、肌肉体量少,直接影响线粒体的数量和功能,久而久之,代谢率就会降低了，这个时候，人就会发胖。不仅因为脂肪没被消耗，还因为肌肉缺少张力，对身体没有约束和雕琢的作用，在胖的同时，还臃肿。

第二个因素是过度节食。

过度地节食、挨饿，会让身体感到危机，身体担心能量供不应求，所以迅速以降低代谢率的方式来节能，一旦减肥减到代谢率都低了，在之后的日子里，身体就会把吃进来的每一口食物都转化成热量存储起来！节食越久、越苛刻，基础代谢率就降得越厉害，到最后，就算每天只吃一点，体重也不会再下降了。由此可见，通过节食而实现的减肥，最终只有一条路可走：一直节食，一直饥饿下去，稍微多吃点，马上就会反弹，因为它伤及了代谢率。

第三个因素是睡眠不足。

很多人会觉得，睡觉不消耗热量，为了减肥就得少睡觉，这是大错特错的！因为我们在睡眠时，心肺等各项功能都照旧运行着，一个成年人在一夜睡眠中，是要消耗 500 千卡[①]左右的热量的。

不仅如此，在睡眠过程中，生长激素的分泌量会上升，生长激素是维持代谢率的关键因素之一。对于成年人，生长激素可以帮助你多长肌肉而少长肥肉。生长激素主要的分泌时间是在晚间十一点

① 千卡：即大卡，指食物所含热量。

至凌晨一点，如果这段时间你在熬夜，很可能会间接影响代谢率，甚至因为熬夜而熬成胖子。

第四个因素是饮食中的蛋白质不足。

蛋白质是优质的能量来源，人体的发育及受损细胞的修复和更新都离不开蛋白质，它能帮助身体更好地进行代谢。同时，肌肉的生长离不开蛋白质，过去经济条件不好，饮食中缺乏蛋白质时，人比现在要怕冷得多。

第五个因素是内分泌出问题。

内分泌失调导致肥胖，最常见的就是甲状腺功能降低，简称"甲减"。在年过四十的女性中高发，概率可以达到 10% 左右。甲状腺素相当于身体的"活力素"，它的分泌量减少，活力受影响，代谢率就要下降，人会因此增加体重而且身材臃肿。

◎ 减肥其实也是听身体的话，顺应身体的规律

凡此种种可以看出，肥胖在很多时候，是违反生理规律"做出来"的。所以，减肥其实也是听身体的话，顺应身体规律，做起来其实并不难：

首先，既然增龄后代谢率会降低，随着增龄，就要控制饮食量。更年期后是发胖的高危阶段，因为此时，女性月经终止了，又少了

一个能量消耗的途径，如果还像年轻人那样吃，必会发胖，所以有专家建议，五十岁以后，每餐只吃六七成饱。

除此之外，还要做到几点：

1. 不能忽略早餐。

人在睡眠时，代谢率会很低，只有到吃饭时才能恢复上升，所以，早餐是启动和升高代谢率的关键一餐。

2. 不要快速减肥。

身体远比你想象的聪明，如果你猛然节食，身体会认为现在处于饥饿状态，由此就会自降代谢率，既能减肥又不伤及代谢率的节奏，是每周减一斤左右。

3. 在饮食中保证蛋白质。

身体消化食物也是需要耗能的，其中消化蛋白质的能耗最大，蛋白质含有的热量，有40%被用来消化了，最多只有60%的热量能留下，而如果消化碳水化合物，只会耗掉4%，很多素食者反而发胖，原因之一就是食物中的蛋白质不足。

4. 增加进食次数。

每天吃4～5顿小餐要比3顿大餐更能保持较高的新陈代谢水平，吃饭时身体会发热，这就是代谢率在提高。所以，在控制每天的饮食量的前提下，两餐之间的时间保持在2～3小时之内，并且保证每餐必须有蛋白质食物，这种吃法是代谢率的"增强剂"。

5. 多吃好的碳水化合物。

碳水化合物就是粮食，它是有好坏之分的，坏的碳水化合物就是精米白面，太好吸收了，很容易使胰岛素水平不稳定，促进脂肪在肌体内的存储，由此会降低新陈代谢率。好的碳水化合物是没经加工的全谷以及各类蔬菜、水果、全麦谷物等，它们对胰岛素、肌肉的影响都小。

6. 加强肌肉训练。

肌肉锻炼是最有效的提升代谢率的办法，因为同等肌肉燃烧的热量是同等脂肪的 9 倍，经常进行肌力训练，能使代谢率提高 6.8% ~ 7.8%。所以，有肌肉的人是可以"躺瘦"的。

6 白头发

身体说：没有余粮了

◎ 不管什么年纪出现的白发，都是身体在告诉你：没有"余粮"了

现在如果说哪种食物或者药物能乌发、生发，肯定有很多人会为它倾囊而出的，因为现在，连 90 后都开始白发、脱发了。为什么生活这么好了，头发的营养反而供不上了？原因很简单，用脑过度！这个过度足以使身体的"库存"入不敷出，在入不敷出时，头发这

个最次要的身体组织，自然最先被甩掉了。所以，不管什么年纪出现的白发，只要有了，就是身体在告诉你：没有"余粮"了！

有句话叫"愁白少年头"，这句话点清了头发早白的原因：发愁。发愁就是高度用脑。伍子胥过文昭关时，一夜白头，因为那一夜他必须想出对策，否则就性命难保，那一夜一定是高度用脑的。我曾见过一个出车祸的孩子的母亲，突然丧子的打击，让她在一夜之间，人老了几岁，我们第二天见到她时，明显地感觉她的头发变白了，仔细观察才发现，不是真的白了，而是变得毫无光泽。因为无光泽，头发的颜色变淡，远看就像变白了一样。

现在人之所以头发早白，是因为我们用脑太多了。过去，知识人群，靠智力吃饭，不得不用脑。而现在，知识人群照旧，其他人群也需要用脑，只不过这种用脑不一定是思考知识，而多是人际竞争和较量，就算是送外卖的，也需要动脑子怎么低投入高产出地挣更多的钱，单凭拼体力肯定不够。包括现在的孩子，智力开发得越来越早，幼儿园学小学的，小学学中学的，年纪很小就开始掏空身体了，再加上缺少运动的机会，心脏少有锻炼，很多人是心肌无力的，这就使他们的大脑供血更难以保证，二者加在一起，在能量有限的情况下，身体自然要舍车保帅地忽略次要部位的营养了。

第一个舍去的是生殖机能。前面我们讲了，身体是"青山"，生殖机能是青山上的"柴草"，青山不保时柴草难以丰茂，虽然这种舍弃未必是彻底失去生殖能力，但生殖机能一定会大打折扣，这一点已经有了世界范围内的统计。

复旦大学人类精子库于 2018 年的研究显示，在建立 10 多年的上海人类精子库中，捐精合格率从 2013 年的 40% 下降到了去年的 25%。而北京大学第三医院人类精子库，在 2015 年 9 月至 2016 年 5 月期间采集的精子中，只有不到 20% 合格。。

2020 年的一项研究显示，在不到 40 年时间里，西方国家男性的精子数量减少了 50%。除了化学物质、电离辐射、高温环境、吸烟饮酒等常见原因，发达社会中人们的用脑过度也是"犯罪嫌疑人"！

第二个舍弃的就是头发，因为头发脱落或者变白无关生命。而且头发越多、越粗硬的人，白得越早。因为供给头发的能量是一定的，顾及了数量就难保质量，同等用脑情况下，头发多又粗的人，白发出现得就更早。

◎ 中医避免头发早白的补肾良方

生活中，大家还有个共识："头发早白是因为血热"，这是有道理的。你可能会问，不是说是肾虚吗？怎么又是血热了？

其实肾虚和血热是一回事。这里的肾虚主要是指肾阴虚，是身体最深层的水不足了，水不足自然生热。所以，肾阴虚是原因，血热是肾阴虚严重下的结果。从年龄上分，年纪大的人头发白，是肾精的自然耗损。而年轻人头发早白，血热的可能性大，除了用脑过度，还有他们旺盛的欲望也会加速人体之阴的消耗，这种情况更容易上火，也就更容易血热。

明白了这一点，要想避免头发早白与避免记忆力下降，是同一个原理，都必须补肾。所不同的是，血热时的补肾，还需要清虚热，就此减少肾精的消耗，这就要谈到一个代表方：二至丸。

"二至丸"中只有两味药，一个是旱莲草，一个是女贞子。中药名方中最按节气采摘制作的药物大概就是"二至丸"了。规范地讲，这个药要用冬至那天采收的女贞子，和夏至那天采收的旱莲草。因为夏至为一年中白天最长的日子，阳气最盛；冬至是一年里黑夜最长的一天，阴气最足。这样的"二至"滋阴凉血、补益肝肾的效果才最好，更能增加身体的"余粮"。

虽然同为补肾阴的药物，与"六味地黄丸"相比，"二至丸"养阴退热的效果更好，更适合用于血热导致的白发。包括有些人吃补肾药上火，比如比"六味地黄丸"药力要大，性质也热的"左归丸""锁阳固精丸"等，有时候我会建议他们用药量减少为治疗量的一半，同时服用治疗量一半的"二至丸"。比如说明书上的"左归丸""二至丸"是每天两次，治疗量的一半就是每天一次，一半的"左归丸"与一半的"二至丸"相配，既补了肾阴、肾精，也避免了厚重补肾药的上火问题。

　　"二至丸"中的两味药，也可以拿来煮水，每种可以用到
10～20克，因为药物简单，用平时案头上煮茶的养生壶就可以，水
开之后30分钟就可以喝了。需要注意的是，女贞子和旱莲草两种药，
虽然都入肾经，可以补肾，但性质偏凉，所以脾胃虚弱、平时便溏
腹泻的人，吃的时候要谨慎，可以用陈皮10克用开水冲泡代茶饮，
送服"二至丸"。因为陈皮是温性的，可以健脾化湿，不仅避免了"二
至丸"的凉性，还提高了脾胃的运化能力，使有点滋腻的"二至丸"
更能充分地吸收。

⑦ 黄脸婆

身体说：舍车保帅

身体不好时，先出现变化的是气色

　　"黄脸婆"，是人们形容年老色衰的女人的，"黄脸婆"不只
是脸色会发黄，脸上的线条也不紧致，法令纹之类的很明显，再配
上黄脸色，人会特别显老，甚至连表情都有些凄苦。这些问题一旦
出现，其实是身体在告诉你，它因为气血虚在"舍车保帅"，决定
脸色的"血"，和决定表情的"气"，都不足了。

先说黄脸色。

中国人是黄种人，皮肤本身就应该是黄的，但这个黄一定是有光泽的黄，气色再好一点应该是白里透红，这才是健康的。而黄脸婆的黄是病态的黄，没有光泽，《黄帝内经》形容它说："黄欲如罗裹雄黄，不欲如黄土。"意思是正常健康的黄肤色，应该是像丝绸裹着雄黄一样，黄色有光泽而且光泽是很含蓄的，不是像黄土一样的黄。一旦面如土色，就是脾气的病色，也就意味着脾虚了，因为中医的脾对应着的就是黄色，脾虚人的第一个表现就是面色萎黄。

从西医角度讲，皮肤的黄色其实是皮肤细胞被氧化的结果。随着增龄，皮肤的氧化程度加深，人就是这样一点点衰老的。所以，人从生到死，其实就是一个被氧化的过程，氧化到最后就是死亡，就像蜡烛一样，蜡烛燃烧就是氧化，烧到最后火苗就熄灭了。如果你早早就成"黄脸婆"了，说明你早衰了、过度氧化了。

在我们的身体中，皮肤、头发都是相对次要的器官组织，当身体的气血不足导致能量供应受限时，为了保证重要器官比如心、脑、肾的供应，身体会本能地对次要器官的供应进行"熔断"。这个时候，头发、皮肤是首当其冲的。所以，身体不好时，先出现的变化是气色，黄的脸色就是在提示你要补充能量了，具体一点说就是要补血。

◎ 中医健脾补血的良方

你可能会觉得奇怪，黄脸不是脾气虚吗？怎么又要补血了？

这是因为血虚是脾气虚的结果。

中医的脾是主运化的，这个运化就包括了对食物中营养的吸收和输布，脾虚的时候，就算你吃得再好，照样可能营养不良。按照现在人们的饮食状态，贫血已经很少见，血虚的人却比比皆是，因血虚导致面色黄的人并没减少。这些"黄脸婆"每天吃的食物质量一点不差，为什么还会如此？就是因为她们没有吸收营养的能力，是捧着金碗要饭。所以，要想改善血虚，必须改善脾虚的症状，身体才有造血的能力。

除了脸色黄，"黄脸婆"显得很憔悴的另一个原因是脸上的线条不佳，用美容的专业术语是："苹果肌"下垂，法令纹明显。而这些也是脾虚所致，因为脾是主肌肉的，身体任何一个部位的肌肉，都由中医的脾气决定。

从进化角度讲，脸上的线条是由表情肌决定的，而表情肌，是生物进化到人类之后才有的，包括我们的近亲大猩猩，也是没有表情肌的。所以，动物难有哭笑的表情，表情肌是人类的一种高级组织。

我说过多次了，进化学上的铁律是：进化中出现越晚的组织，越高级的，退化越早。所以，表情肌会随着增龄最先退化，之所以"黄脸婆"的表情肌出了问题，是因为她们在体质上先虚了，未老先衰了，这个虚就是脾虚。

这种人在体力上也不会好，很容易疲劳，做饭时站着切会菜都能腰酸背疼，而且稍微累一点，老毛病会发作。比如慢性泌尿系感染之类，这些都是由脾虚导致的。因为脾主肌肉，而且脾是"谏议之官"，"谏议"就是挑错，类似免疫力系统的"免疫监视"功能，脾虚的人免疫力低，不能及时识别细菌病毒这样的敌人，或者识别了又打不过，所以很容易出现各种感染，感染治愈后很容易旧病复发。

由此看来，给"黄脸婆""扫黄"，绝对不只有美容效果，肯定是先从内里改善体质，随着脾虚病状的改善，面色变好是自然而然的事。

用什么药物能健脾扫黄呢？其实很简单，也是我常推荐给咨询者的，一个是黄芪，一个是阿胶。

黄芪是健脾补气的要药，尤其可以用来增肌，黄芪之所以是治疗糖尿病时的首选，就是因为它可以通过增加肌肉的体量来分流血中的糖分，使血糖降低。黄芪有生、炙之分，"扫黄"最好用生黄芪，因为炙黄芪在经过蜂蜜炮制之后，补气的力量弱了些，主攻方向转为了脾胃虚寒，专长是温补中焦了。如果就吃点冷的、硬的就消化不好的人，那时候更需要用炙黄芪更佳。

阿胶是"补血圣药"，特别是东阿阿胶，是入肾经的，这就意味着阿胶补血能补到身体的根基，补到最深层。

"黄脸婆"的黄是因为血虚，生黄芪可以增加她们生血、用血的能力，但这需要时间。在等待的过程中，阿胶及时补足了血虚，所以黄芪配阿胶，是黄脸婆的"扫黄"绝配。

中医讲"气为血之帅，血为气之母"，如果单纯补气，气没有可以运行的血，只能空转；单纯补血，血缺少气的推动，无法运行。黄芪补气生血，减缓表情肌的萎缩；阿胶补血养颜，让黄色逆转。二者动静结合，气血双补。一般来说，只要大便不干，这个"药对儿"就可以时常用。

每天可以用生黄芪 10 克用开水冲泡代茶饮，送服 5 ~ 10 克阿胶，如果有舌苔腻的问题，可以在黄芪茶中加陈皮 10 克，帮助化湿，也减少阿胶的滋腻，一般坚持一两周就能明显地扫除脸上的黄气。

8 脸色变黑

身体说：急需能量

◎ 变黑的脸色是身体在"紧急呼救"

在这次的"新冠"疫情之中，武汉的两名医生也不幸被感染了，而且是重症，因为病情严重，整个治疗过程波折不断，他们几次命悬一线。病情稳定下来后，才有了视频流出。人们从视频中惊讶地发现，两个人虽然状态不错，但面色都变得很黑，和之前判若两人。

为什么会这样？

西医的解释是，因为病情重，经历了多器官的衰竭，药物使用也复杂，是这些因素杂合在一起所致。而在中医看来，这是他们曾经病入膏肓的见证，变黑的脸色是身体在"紧急呼救"，因为身体机能就要衰竭了。

中医看病是要察言观色的，五脏对应五色，对应黑色的是肾，肾虚到极致时会出现像这两个医生那样面色黑的症状，对此，《黄帝内经》形容说："黑如炲者死。"这个"炲"是煤烟灰的黑色，黑而且毫无光泽，是一种毫无生机的黑，这种面色，大多不是吉兆。

张艺谋拍的《山楂树之恋》的电影，男主角因为血液病危在旦夕，临终前躺在病床上，脸色就是这种"煤烟黑"。张艺谋电影的细节向来很经得起推敲，这个电影的化妆就非常符合医理，人在病入膏肓时，不管之前的肤色有多白，肤色都会变黑，特别是面色。对此，中医一般都会辨证为肾虚，而且虚到了肾精耗竭的程度。

◎ 为什么中医的肾会对应黑，肾虚严重时肤色为什么会变黑？

黑色是材质最大限度地吸收了光的视觉效果，与其说是颜色，不如说是一种物理现象。夏天的时候，我们喜欢穿白色或者浅色的衣服，因为白色反光，可以把照射来的热量反射回去，我们就此能少吸收热量，自然就会凉快一些。

镜面放在阳光下聚焦着一个地方不动，放在那里的纸张或者树枝就可能被点燃。因为镜面几乎不吸收光，照在它上面的光的能量，全部反射给了纸张或者树枝。

而黑色恰恰与此相反。

我们冬天喜欢穿深色的衣服，就是因为深色是材质充分吸收光的结果，吸收了光我们穿起来才会暖和，吸收了光而没反光，颜色才是黑色或者深色的，肤色变黑就是同样的道理。

身体的能量一旦耗竭，人就要死亡了，病弱人的能量都是不足的，严重不足时生命是无以为继的，这个时候，为了延长生命，身体就会调动所有产能的办法，把肤色变黑就是为了更多地吸收能量。只有当主动产能的功能都不足时，身体才会启动"黑脸"这个最后的招数，以此苟延残喘。中医就是抓住了这个特点，将毫无光泽的黑，对应严重的肾虚。见到这种脸色，时常意味着生命的大限将至，要尽快补肾，非此不能起死回生。

你可能会问了，运动员每天日晒，也是黑肤色，不也是健康的吗？

运动员的黑是黑而有光泽的，我们经常形容这种黑是紫铜色，黝黑发亮，能反光就意味着身体不需要靠吸收光的能量为生。中医辨证，看面色的时候，除了要注意颜色，还很重视光泽，"泽"是需要有足够的水液滋润，"光"就是身体健康到不指望光能来补充自己的底气。

◎ 中医补肾的良方

中医的肾的颜色是对应黑的，很多补肾药也是黑色的，因为黑的药物或者食物，也是同等药物或者食物中能量更高的，高的能量才能改善身体已经深入到根基的虚损。比如熟地、炮姜等，都是黑色的。其中，熟地是生地经过九蒸九晒而得，炮姜则是生姜经过烦琐的炮制而成，烦琐的炮制过程，就是增加能量的过程。

生姜是热性的，但是热性有限，所以一般在轻度的脾胃虚寒或者感染风寒时用来散寒。生姜晾干后就是干姜，干姜的颜色比生姜要深，热性也随之升高，干姜可以改善深入肾这个层面的虚寒了，比如"附子理中丸"里就用到了干姜。炮姜则是干姜炒至表面发黑，颜色黑的炮姜的温热之性更强，而且作用更持久。炮姜继续炒制成炭，炮姜炭的热性就更高，虚寒导致的便血以及月经崩漏，都会用到炮姜炭来止血。可见，同样是姜，不断炮制、变黑的过程，也是其能量提升的过程。

之前我遇到过一个长黄褐斑的女性，虽然主诉是黄褐斑，但当时在室内，我没有看出明显的斑点，走到阳光下才发现，她的黄褐斑已经严重到两个脸颊全布满了，而且是黑色的，因为太密，几乎没空隙，光线暗的地方才看不出斑点。

这样颜色很黑的斑点，和脸色变黑是同一病理基础，都是肾虚了，如果按西医理论讲，这是皮肤细胞过度氧化的结果。我们削了苹果没吃完，放在那里，半天之后苹果就变黄了，再继续放就会变得更深，这是因为苹果被氧化了。人活一生，就是不断被氧化的过程，我们能看到的氧化结果就是变黑，而肾虚就是衰老，就是身体全身或者局部的过度、过早氧化，这个人脸上的黑斑就是氧化的表现，美白其实就是帮她抗氧化。

这个人自己也有经验，只要坚持吃一段时间的"六味地黄丸"，斑点就会变淡。原因很简单，虽然"六味地黄丸"的说明书上没有"美白祛斑"这一项，但因为它是补肾的，补到了身体能量的根基，早衰缓解了，停止了过度氧化，也就改善了脸色。

9 含胸驼背

身体说：缺"气"少"水"

◎ 含胸驼背归根结底也是一种虚

　　我们站立的时候，最好看的姿势是挺胸收腹，不驼背，标准的军姿就是这样的，人看起来很精神。我们之所以觉得这样很美，是因为这种姿势是健康的。所谓审美，一定是以健康为基础做出的评价。

　　与之相反的就是含胸驼背，很多人习惯于这种姿势，甚至需要别人时常拍拍后背提醒他们：挺直了！其实，含胸驼背也是身体状况使然，这是身体在告诉你，它缺"气"少"水"了，归根结底也是一种虚。这个"气"和"水"到底是什么呢？

　　这个"气"，是中医的"气"，类似功能的意思。人气虚的时候，就是功能不足、体力下降的时候。具体一点说，这种驼背的人缺的是脾气，他们的脾气虚了。

　　中医的脾是主肌肉的，而我们全身体重的40%左右都是肌肉，后背就有最大的肌肉之一：背阔肌。我们靠肌肉抗拒地心引力，背阔肌体量足够大，而且有力的时候，我们就能站得很挺拔，也不会觉得累。脾虚的人不能久站，站的时候喜欢倚靠在什么地方，走路的时候觉得腿像灌了铅一样重，就是因为他们的肌肉不给力，想找个能分担体重压力的东西，抗拒不了地心引力。含胸驼背的重要原因就在这里，他们因为脾虚而累及肌肉了。

第二个原因则是少"水"。这个"水"不是我们喝进去的，可以随时随汗液、尿液排出的水，那叫"自由水"。影响站姿的这个水叫"结合水"，就是我们喝进去的水，被身体里的蛋白质结合住了，留在了器官组织中。肌肉皮肤里都有"结合水"，脊椎之间的椎间盘、足底的软组织垫，也都含有"结合水"。而且，年纪越轻、体质越好的人，"结合水"越多。所以，年轻人的身材会更挺拔，皮肤会更好。

一旦人上了年纪，或者虽然年纪尚轻，但因为体质弱而未老先衰了，"结合水"就会早早流失，这时候，除了皮肤容易有皱纹，还容易足跟疼，因为足底的软组织垫由于缺水而变薄了，还有一点就是身体不挺拔了，不仅会驼背，身高也会降低，因为椎间盘也失水变薄了。十几个椎间盘都变薄，自然影响到身高，一般情况下，人的身高是可以随增龄最终降低 3 ～ 5 厘米的，如果你早衰了，身高就缩得多、缩得快，驼背也会一并发生。从中医角度讲，这就是肾虚了。

中医改善含胸驼背虚衰状态的良方

因为中医的肾是生命的根基，肾虚意味着各种损伤伤得比较深，人体失水最严重的情况，就是"结合水"的丢失，这也是肾虚时会发生的情况。因为肾虚就是衰老，所以，无论是改善皮肤，还是减轻足跟疼，抑或是使身材恢复挺拔，都要从补肾入手，增加蛋白质结合水的能力，避免"结合水"的流失。

含胸驼背是一种脾肾虚时才有的体态，既然是脾肾虚，就一定还有其他表现：比如总觉得疲乏、犯懒，如果不睡午觉，下午就坚持不下来，这就是脾虚；还会有足跟疼、腰膝酸软的症况，这就是肾虚。这类人想要改善没精打采的体态，就得健脾补肾，肾气旺了，各种虚损病状改善的同时，挺胸直背也就不觉得累了。而脾和肾这两个脏腑，也是抗衰时必须关照到的，因为它们分别是"后天之本"和"先天之本"。

具体怎么做呢？前面我说了，给"黄脸婆""扫黄"常用的"药对儿"是生黄芪10克开水冲泡代茶饮，送服阿胶5～10克，其中黄芪是健脾的，可以增加肌肉体量和张力，帮助身体抗拒地心引力，阿胶是补血的也是补肾的，既能增加面部的血色，还能增加身体的"结合水"。

为了改善含胸驼背的虚衰状态，还可以把阿胶换成"六味地黄丸"，用生黄芪水配合"六味地黄丸"。阿胶和"六味地黄丸"都是作用于中医的肾这个层面的，都可以补到身体的根基，而阿胶是针对性地补血，"六味地黄丸"则是广泛补阴的，这个阴就包括了"结合水"，很多足跟疼的人吃了"六味地黄丸"之后病症缓解，就是这个道理。

注意观察就会发现，含胸驼背的人，很多还是胖子，这种胖自然是虚胖，在胖的同时肌肉很少，肌肉少是他们含胸驼背的原因，也是结果。甚至可以说，越是这样没精打采的姿势，人的虚胖会越严重，因为挺拔的站姿是可以减肥的，而这些人没有这个能力。

站立，特别是挺拔的站立，要依靠肌肉去抗拒地心引力，这时候，肌肉是需要做功和绷紧的，这个过程就在消耗能量。《欧洲预防性心脏病学》杂志上发表了最新研究：站立比坐着每分钟多消耗0.15 千卡。

如果能一天站着不坐，坚持 6 小时，一个 65 公斤的成年人，将多消耗 54 千卡，如果不增加食物的摄入量，相当于站着比坐着一年能多减重 2.5 公斤。为此，英国公共卫生部曾向全国发出的健康倡议："要想身体健康，请每天站立办公 1 小时。"

如果你能每天站立三四小时，就能消耗 180 ~ 240 千卡的热量，相当于 200 克米饭的热量，也就是说，就算你这天饿了，多吃了200 克米饭，或者多吃 250 克酸奶，也不会因此多长肉，因为它们已经被你的站立消耗掉了。

是不是觉得 4 小时的站立难以完成？可以化整为零呀，把它们化解在早中晚 3 个阶段中，每次站 1 小时左右，站立得越挺拔消耗得越多。如果你能养成每天这样站立 4 小时的习惯，除了减肥，应该还能收获逐渐变好的气质。

　　要有如此效果的站立是有讲究的，一定要站直，有意识地挺胸抬头，收缩腹部提高臀部，把肩打开，感觉应该像在贴着墙站，头后部、双肩、臀部、小腿肚、脚后跟都贴着墙成一条直线，这样站出来很精神，对塑身也有效果，因为这些姿势涉及的肌肉都处于紧张的状态中，都在消耗能量，减肥就在这种站立中发生了。

　　健脾补肾除了借助药物，好的姿势本身就是最便宜的办法，因为脾主肌肉，肌肉运动就是最廉价的健脾方式，如果不能跑步、跳绳，那就换成站立吧，这种吃劲儿的站立也是健脾。补肾，具体到身体的姿态，就是要帮助身体夯实骨质，使骨头抓钙、合成钙的能力提升，除了钙质摄取足够，还必须有力量的刺激。比如负重运动，总之骨头要能感到对更高负重量的需求，它才会增加成骨，而绷着劲的站立对骨骼足以形成刺激，在挺拔的站姿中，骨质也就变得更坚实了。

　　中国传统有"坐如钟，站如松"的讲究，过去的中国，都是硬木家具，没有沙发这么解乏，也难出现"葛优躺"，但恰恰就是在这种不能充分放松、解乏的坐姿站姿中，身体被约束着，也被强健着。如果说在中国人的饮食中很重视粮食这个主食，旨在于生活中健脾的话，如钟、如松的坐姿、站姿，则是以健康的姿态在健脾。